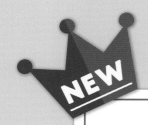

はじめての
手術看護

"なぜ"からわかる、ずっと使える！

[編著] 武

がん研究会有明病院手

JN025140

☙ はじめに ☙

　はじめての「手術看護」へようこそ。

　手術は、医療的な侵襲を加える行為です。「怖い」「嫌だな」「麻酔がちゃんと効いてくれるかな」「麻酔からちゃんと目が覚めるかな」「痛みはどうなんだろう」「生きるために手術をしたい」「手術ができるようになってよかった」「この子は手術を頑張ってくれる」、これはすべて私が関わってきた患者や家族の声です。患者・家族の数だけ、さまざまな思いを抱えて手術に臨んでいます。もし自分が手術を受けることになったらどうでしょう？ きっと、その背景や状況で、また違った悩みや思いがあると思います。

　手術室看護師には、そんなさまざまな思いに寄り添い、患者・家族を守る役割があります。そして、「守る」にはいろいろあります。

・安全な手術を守る。

　患者・家族が期待する手術が安全に行われるよう、手術チームの一員として知識を持って外回り看護師や器械出し看護師それぞれの役割を果たします。

・合併症から患者を守る。

　患者のアセスメントを行い、周術期に起こりうる合併症を予防します。

・患者の尊厳を守る。

　手術を受ける思いを知り、常に患者に寄り添い、意識のない状態でも気持ちに寄り添い守ります。

　この大きな役割が、手術室看護師のやりがいだと私は思っています。この本を手に取ってくださる方は、手術室看護師の仲間ですね。この本は、同じ仲間である手術室看護師が患者を守るための実践で大事なことや、手術室看護で伝えたいことをまとめました。ぜひこれを基盤に、「実際の現場ではどう動くか」「自分が注意すること・学んだこと」など、どんどん書き込んで、自分の一冊にしていただけたら嬉しいです。

　また、悩んだときや困ったときにはこの本に戻って、皆さんには多くの仲間がいて、日々手術看護を考え、患者を守るケアを行っていることを思い出していただけたらと思います。

　今日から一緒に手術看護を学び、深めていきましょう。

2022 年 2 月

武田知子

Contents

8章　手術安全

> 🐾ダウンロードして理解度が確認できる振り返りテスト🐾
>
> 問題、解説、解答用紙がダウンロードできます。プリントアウトして、復習や知識の整理にご活用ください。

- 本書の情報は2022年2月現在のものです。
- 本書で紹介した手順や器械・物品などは執筆者の実践に基づくものです。適宜、院内マニュアルや関連ガイドラインを確認してください。本書の編集・制作に際しては、最新の情報を踏まえ正確を期すよう努めておりますが、本書の記載内容によって不測の事故等が生じた場合、著者および当社はその責を負いかねますことをご了承ください。
- 本書に記載している薬剤等の使用にあたっては、必ず最新の添付文書を確認してください。

編集・執筆者一覧

編集

武田知子　　がん研究会有明病院看護部、手術看護認定看護師

執筆

プロローグ	**武田知子**	がん研究会有明病院 看護部、手術看護認定看護師
1章❶❷	**武田　恵**	昭和大学病院 中央手術室 看護師長、手術看護認定看護師
	桑澤沙英理	昭和大学病院 中央手術室 主査、手術看護認定看護師
2章❶〜❹	**植田優子**	倉敷中央病院 手術センター、手術看護認定看護師
3章❶〜❻	**武田知子**	がん研究会有明病院 看護部、手術看護認定看護師
4章❶❷	**吉村美音**	東京医科大学病院 中央手術部、手術看護認定看護師
5章❶〜❸	**長谷川佳代**	京都府立医科大学附属病院 中央手術部 副看護師長、手術看護認定看護師
5章❹〜❺	**宮川久美子**	福井大学医学部附属病院 手術部、手術看護認定看護師
6章❶〜❸	**大山亜希子**	国際医療福祉大学三田病院 麻酔科、周麻酔期看護師
6章❹〜❻	**石田達也**	済生会横浜市東部病院 手術センター、手術看護認定看護師
7章❶〜❹	**佐々木光隆**	済生会滋賀県病院 中央手術室 係長、手術看護認定看護師
8章❶〜❹	**岡　美帆**	浜松医科大学医学部附属病院 手術部 看護師長、手術看護認定看護師

プロローグ
手術室看護師の役割とは

手術は、人為的に生体に侵襲を加える行為です。また、全身麻酔下では患者は意思を伝えることや自分で自分自身を守ることができません。その中で手術室看護師には、患者の意思に寄り添い、安全な手術が行われるように働きかけるという重大な役割があります。

患者が手術を受けることを意思決定し、手術を受け、手術侵襲から回復するまでの過程を周術期と言います。周術期は、術前・術中・術後に分けられ、手術室看護師はこの過程において安全な手術が行われ、回復に向かえるよう看護を行います。

実際の主な業務

術前	患者の術前準備のためのオリエンテーション、意思決定支援、術前評価および看護計画の立案
術中	● 外回り看護：手術環境の準備・調整、麻酔管理の補助、全身状態の観察および合併症予防、検体の管理、看護計画の立案・展開、記録、術後申し送り ● 器械出し看護：器械や手術物品の管理・カウント、手術進行に応じた器械や手術物品の準備および安全な器械出し、検体の管理 ＊外回り看護師と器械出し看護師は、情報共有し、お互いに連携を図り、それぞれの役割を実施する。
術後	術後評価、申し送り事項や継続看護の実施確認

よくあるギモン

手術看護の魅力とは何ですか？
　生体侵襲を及ぼす手術を受けることは、患者にとって大きな選択です。私たち手術室看護師は、その患者を守る大事な役割を持ちます。患者の安全な手術や意思、尊厳、これらを守るため、言葉だけではなく表情やバイタルサインなどのさまざまな患者のサインを読み、知識のもとで判断し、安全で安心な手術が受けられるよう患者に寄り添う看護を行います。

手術は、患者、外科医、麻酔科医、臨床工学技士など、さまざまな役割を持ったメンバーで行われます。その中で手術室看護師は、手術メンバーが連携して安全で円滑な手術が行われるように働きかける、コーディネーターとしての役割を持ちます。例えば、術前から患者に可動域制限があり手術に必要な体位保持が困難であった場合、手術が可能で麻酔管理に影響しない体位や環境整備を手術メンバーとコミュニケー

手術室看護師
それぞれの目的が達成できるよう環境を整える
メンバー間の調整・情報の共有

主なメンバー
患者・家族：期待する手術の実施
外科医師：予定する手術の実施
麻酔科医師：手術に応じた麻酔管理の実施
臨床工学技士：医療機器の管理
病棟・外来看護師：術前・術後のケア

→ **安全な手術の実施**

ションを図り、事前に調整することで、安全で円滑に手術が行えるような働きかけを行います。また、術中褥瘡予防のために、手術進行を踏まえて外科医や麻酔科医に声をかけ除圧を行うなど、全身麻酔下で意識がない患者の安楽が保てるよう働きかけるなど、患者に寄り添い、時に患者の声となる役割を持ちます。

　この役割を果たすためには、手術に関する専門的な知識および技術を学び、身に付けることが必要です。

🐾 手術看護の流れ

	外　来		入院後	
		→ 手術前日まで →		手術当日 →
患　者	**手術決定** **術前外来** ● 術前検査・麻酔科診察 ● 術前オリエンテーション ● 歯科受診・栄養指導		**術前IC** ● 手術同意 **術前リハビリ** ● 呼吸訓練 ● 筋力強化	**術前準備** ● 飲水制限 ● 口腔ケア ● 装具の取り外し 　確認
外回り 看護師			**術前訪問** **情報収集** **看護計画立案** **手術物品確認**	**手術室準備** ● 環境 ● 麻酔
器械出し 看護師				
手術侵襲と 生体反応	ヒトは体温やpHなど身体の内部環境を一定に保ち（恒常性）、生体の機能を維持しています。その生体の恒常性を妨げるような刺激を侵襲と言い、手術も侵襲となります。こうした侵襲に対し、自律神経系、代謝－内分泌系、免疫系が働き、恒常性を維持しようとしています。		 自律神経系 免疫系　　代謝・内分泌系	
学習ガイド	術前の患者の状態は、年齢、病歴、術前治療（化学療法・放射線療法）などによる生体侵襲、精神的ストレスと個々に異なります。手術侵襲に対する生体の予備能力を評価し、合併症を起こさないよう、また安全に手術が行えるよう、術前準備や術中のケアにつなげていきます。 🐾 2章　❶術前評価 → p.30　❷術前ケア → p.43 　　　　❸術前外来・術前訪問 → p.49 🐾 3章　❶環境準備と手術準備 → p.58			

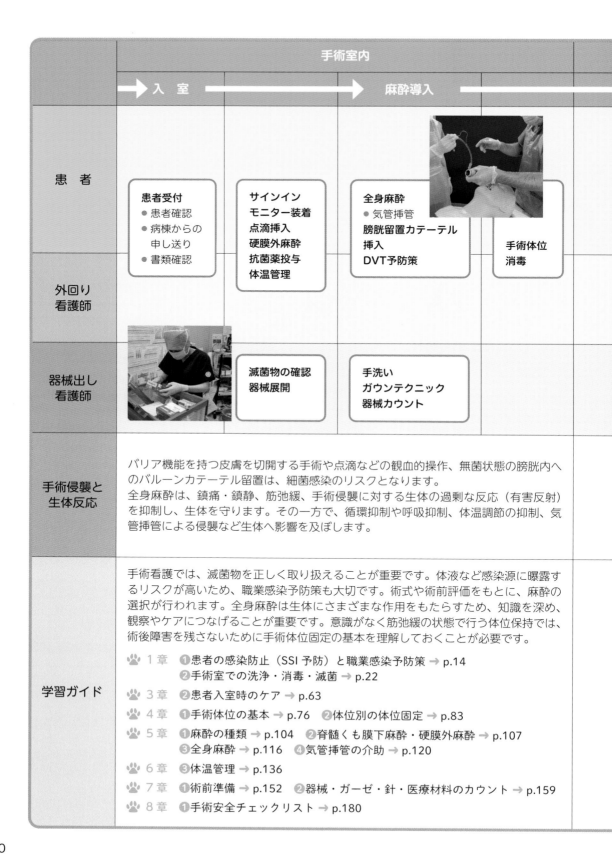

	手術室内				
	入室 →		**麻酔導入** →		
患 者	**患者受付** ● 患者確認 ● 病棟からの 　申し送り ● 書類確認	**サインイン** **モニター装着** **点滴挿入** **硬膜外麻酔** **抗菌薬投与** **体温管理**	**全身麻酔** ● 気管挿管 **膀胱留置カテーテル** **挿入** **DVT予防策**	**手術体位** **消毒**	
外回り 看護師					
器械出し 看護師		**滅菌物の確認** **器械展開**	**手洗い** **ガウンテクニック** **器械カウント**		

手術侵襲と生体反応

バリア機能を持つ皮膚を切開する手術や点滴などの観血的操作、無菌状態の膀胱内へのバルーンカテーテル留置は、細菌感染のリスクとなります。
全身麻酔は、鎮痛・鎮静、筋弛緩、手術侵襲に対する生体の過剰な反応（有害反射）を抑制し、生体を守ります。その一方で、循環抑制や呼吸抑制、体温調節の抑制、気管挿管による侵襲など生体へ影響を及ぼします。

学習ガイド

手術看護では、滅菌物を正しく取り扱うことが重要です。体液など感染源に曝露するリスクが高いため、職業感染予防策も大切です。術式や術前評価をもとに、麻酔の選択が行われます。全身麻酔は生体にさまざまな作用をもたらすため、知識を深め、観察やケアにつなげることが重要です。意識がなく筋弛緩の状態で行う体位保持では、術後障害を残さないために手術体位固定の基本を理解しておくことが必要です。

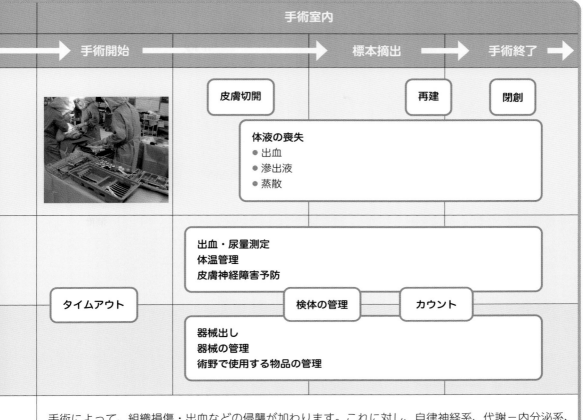

手術室内			
→ 手術開始 →		標本摘出 →	手術終了 →

皮膚切開　　　　　　　　　　　　　再建　　　閉創

体液の喪失
- 出血
- 滲出液
- 蒸散

出血・尿量測定
体温管理
皮膚神経障害予防

タイムアウト　　　　　　　検体の管理　　カウント

器械出し
器械の管理
術野で使用する物品の管理

手術によって、組織損傷・出血などの侵襲が加わります。これに対し、自律神経系、代謝－内分泌系、免疫系が働き、生体の恒常性を保とうとします。自律神経系、代謝－内分泌系の働きでは、循環血液量を維持するために、血管収縮、心拍数の増加、尿量減少が起こります。また、エネルギーを得るために、代謝促進（異化の亢進）、血糖上昇が起こります。免疫系では、情報伝達物質のサイトカインが分泌され、病原体への攻撃、壊死組織の排除（炎症）が起こります。麻酔管理では、輸液や輸血、薬剤の使用などにより恒常性維持のための調整を行います。

術式による手術侵襲の違いや、患者の術前の状態によって予備能力も異なります。術式の特性や術前情報から起こりうるリスクを把握し、ケアにつなげます。
安全な手術のために、具体的な外回り看護師・器械出し看護師の働きを理解し、手術チームメンバーがそれぞれの役割を責任をもって果たすことが重要です。

🐾 3章 ❸術中の患者観察・アセスメントとケア → p.64
　　　　❺患者の尊厳を守る関わり → p.72　❻記録 → p.74

🐾 6章 ❶輸液管理 → p.130　❷輸血 → p.133　❸体温管理 → p.136
　　　　❹循環モニタリング → p.140　❺呼吸モニタリング → p.145
　　　　❻神経モニタリング → p.149

🐾 7章 ❸術野における清潔・不潔管理 → p.162
　　　　❹器械と縫合糸の種類・用途・渡し方 → p.164

🐾 8章 ❷体内遺残防止 → p.182　❸病理検体の取り扱い → p.183
　　　　❹エネルギーデバイスや光源の取り扱い → p.184

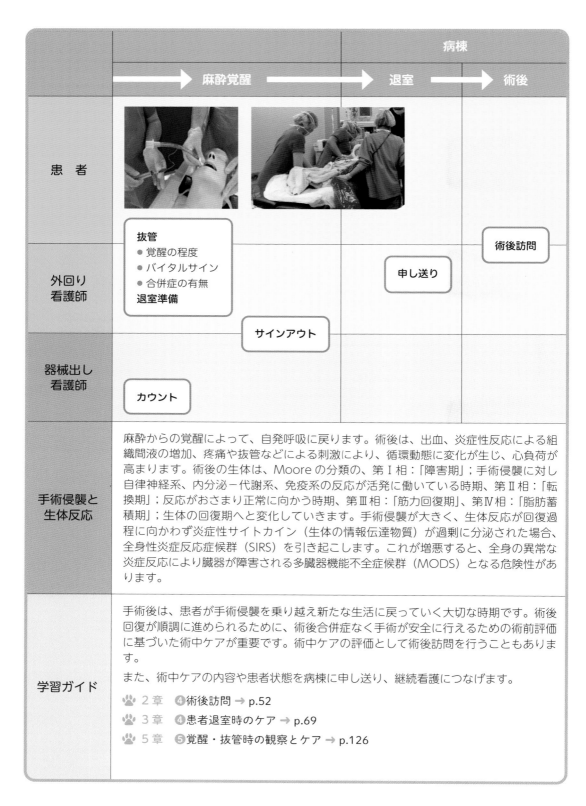

		病棟		
	→ 麻酔覚醒 →	退室 →		術後
患 者				
外回り 看護師	**抜管** ● 覚醒の程度 ● バイタルサイン ● 合併症の有無 **退室準備**	申し送り		術後訪問
器械出し 看護師	サインアウト カウント			

手術侵襲と
生体反応

麻酔からの覚醒によって、自発呼吸に戻ります。術後は、出血、炎症性反応による組織間液の増加、疼痛や抜管などによる刺激により、循環動態に変化が生じ、心負荷が高まります。術後の生体は、Mooreの分類の、第Ⅰ相：「障害期」；手術侵襲に対し自律神経系、内分泌－代謝系、免疫系の反応が活発に働いている時期、第Ⅱ相：「転換期」；反応がおさまり正常に向かう時期、第Ⅲ相：「筋力回復期」、第Ⅳ相：「脂肪蓄積期」；生体の回復期へと変化していきます。手術侵襲が大きく、生体反応が回復過程に向かわず炎症性サイトカイン（生体の情報伝達物質）が過剰に分泌された場合、全身性炎症反応症候群（SIRS）を引き起こします。これが増悪すると、全身の異常な炎症反応により臓器が障害される多臓器機能不全症候群（MODS）となる危険性があります。

学習ガイド

手術後は、患者が手術侵襲を乗り越え新たな生活に戻っていく大切な時期です。術後回復が順調に進められるために、術後合併症なく手術が安全に行えるための術前評価に基づいた術中ケアが重要です。術中ケアの評価として術後訪問を行うこともあります。

また、術中ケアの内容や患者状態を病棟に申し送り、継続看護につなげます。

🐾 2章 ❹術後訪問 → p.52
🐾 3章 ❹患者退室時のケア → p.69
🐾 5章 ❺覚醒・抜管時の観察とケア → p.126

（武田知子）

1章

感染管理の基本

① 患者の感染防止（SSI 予防）と職業感染予防策

手術を受ける患者は、手術によって生体の種々の組織や臓器が外気にさらされ、微生物による汚染や感染のリスクが高くなります。また、手術室は血液や体液そのもの、それらで汚染されている器材を「常に」多く取り扱う環境であるため、手術看護師には、針刺しや、血液・体液による曝露のリスクがあります。手術看護は患者の感染予防と自身の感染予防策を十分に理解して実践することが求められます。

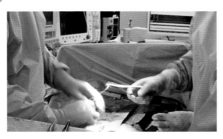 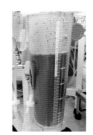

🐾 患者の感染防止（SSI 予防）

手術部位感染（surgical site infection；SSI）は術野の細菌汚染が原因で起こり、感染の深さによって分類されます。

①**表層切開創 SSI**：皮膚と皮下組織に限局
②**深層切開創 SSI**：皮膚と皮下組織、深部の軟部組織（筋膜・筋肉）
③**臓器／体腔 SSI**

腹壁の断面図

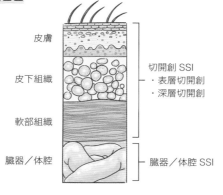

皮膚
皮下組織
軟部組織
臓器／体腔

切開創 SSI
・表層切開創
・深層切開創

臓器／体腔 SSI

※ SSI は、術後 30 日以内に発症した感染（深部切開創 SSI および臓器／体腔 SSI については、埋入物が留置されている場合、1 年以内）とする。

SSI のリスク因子

患者因子	糖尿病、年齢、喫煙、肥満、栄養不良、免疫抑制薬などの投与により抵抗力が減弱した易感染患者、離れた身体部位に同時に存在する感染、手術前入院期間
手術因子	手術時手洗い、皮膚消毒、剃毛、術前の皮膚処置、手術時間、予防的抗菌薬投与とそのタイミング、ドレーン、医療者の清潔操作の破綻などの影響、不十分な換気など

SSI 予防策

①患者側のリスクを最小限とする。
- 可能な限り 30 日間以上の禁煙期間をとる。
- 可能な限り手術前日のシャワー浴、入浴とする。
- 血糖コントロールがされている。
- 剃毛が必要な場合には、手術直前にクリッパーか除毛クリームで行う。
- 栄養状態の改善

②医療者は、手術時手洗いで、一過性菌を殺菌・除菌し、常在菌を減らす。

③医療者は、手術野で使用する器械・器材の無菌的操作を行う。

④執刀前に予防的抗菌薬投与を行う。

⑤皮膚消毒（手術野皮膚消毒に使用できる消毒薬：各種アルコール製剤、ポビドンヨード製剤、クロルヘキシジン製剤、オラネキシジン製剤）

⑥正常体温維持（36.6±0.5℃）

根拠　禁煙と SSI
ニコチン摂取によるコラーゲンの産生低下、血管収縮による酸素不足、白血球の機能低下が創の一次治癒を遅延させる。30 日間以上の禁煙は喀痰分泌を抑制し、周術期呼吸器合併症のリスクを減少させる。

根拠　なぜ執刀前？
皮膚切開時に、血中濃度や組織内濃度がピークになる時間帯を考慮して投与する（30分～60分前投与）。また血中半減期の 2 倍を超えるような長時間手術では術中の追加投与を行う。

これも覚えておこう！

予防的抗菌薬投与

周術期感染症を可能な限り減少させることを目的とし、術直前から投与します。薬剤は、手術創の汚染度（表）とその手術部位の細菌叢に抗菌活性するものを選択します。

手術創の分類

class Ⅰ（清潔）	感染や炎症がない。呼吸器、消化器、生殖器、尿路は含まれない。基本的には閉鎖されており、必要に応じて閉鎖式ドレナージで排膿される。
class Ⅱ（準清潔）	管理された状態で呼吸器、消化器、生殖器、尿路に達した、特別に汚染のない手術創。感染がなく、手技的に大きな破綻がなければ、胆道、虫垂、腟、口腔・咽頭を巻き込んだ手術も含まれる。
class Ⅲ（不潔）	開放性の、新しい偶発的な創傷。開胸心臓マッサージなど、あるいは胃・腸管からの著しい腸液の漏れ。炎症はあるが化膿や感染がない。
class Ⅳ（汚染 - 感染）	壊死組織が残る古い外傷、もしくは感染状態または臓器穿孔がある。手術後感染を引き起こす病原体が手術前から手術部位に存在している。

※手術創は汚染レベルによって分類される。　　　　　　　　　（文献 1 を参考に作成）

抗菌薬の投与タイミング

執刀前 30 分前～60 分前

使用された薬剤の血中濃度半減期から2 倍の時間が経過

↑	執刀	↑
初回抗菌薬投与	血中内濃度がピーク	2 回目抗菌薬投与

🐾 職業感染防止（針刺し・曝露予防）

　持針器への針の取り付け、持針器での針の調整、医師が戻した持針器の受け取り、メス刃の着脱、手元でのメスや持針器の準備や廃棄、カウントなど、器械出し看護師は鋭利器具を頻繁に取り扱います。

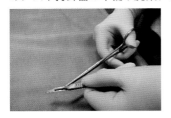 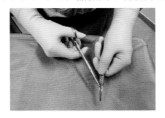

> **注意！** メスの着脱にはペアンなどを使用する。また、メス刃を外すときに力加減ができずに反動で切創を来す危険があるので、手を台などの上で固定し、前方に人がいないことを確認する。

🔖 針刺し・曝露防止

● 器械出し看護師は、直接鋭利な器具の受け渡しを行わないことを原則とする。あらかじめ医師と看護師は、執刀時もしくは針を取り扱う前に鋭利な器具だけを保管するゾーンを設定し、決めておいたスペースに鋭利な器具を置き（セーフティゾーン）、そのゾーンから医師が適切な器械を選択するようにし、針刺しを予防する。

● 原則リキャップ禁止とする。

● 器械出し看護師は、手袋、ガウン、サージカルマスク、ゴーグルやフェイスシールドを着用する（ダブルグローブを推奨）。

● 外回り看護師は、血液・体液に曝露する可能性がある場合には、サージカルマスク以外に、手袋、エプロン、ゴーグルやフェイスシールドで対応する。

> **根拠** 直接受け渡しをしないことで、経皮的損傷および血液への曝露を低減することができる。

> **根拠** 針刺し時に曝露する血液量を減少させることができるため、ダブルグローブが推奨される。

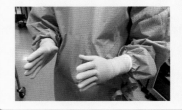

よくあるギモン

鋭利器具を直接受け渡しするときは、どうすればよいですか？
　鋭利器具は自分の視野に入れて、執刀医の手の動きが止まっていることを確認し、執刀医に「メスです」「受け取りました」と声をかけながら受け渡しをすると、術野から目を離すことができない医師と安全に受け渡しすることができます。

🐾 スタンダードプリコーション（標準予防策）

　感染症の有無にかかわらず、血液、体液、分泌物、排泄物（汗は除く）、創傷のある皮膚・粘膜を介する病原微生物の伝播リスクを減らすために、すべての患者ケアに対して行います。

スタンダードプリコーションの目的
● 医療者を感染から守る。
● すべての患者に同じ質のケアを提供し、患者の交差感染を防ぐ。
● 院内感染防止。

適切な手洗い

- 日常的手洗い：一過性菌を洗い流す。
- 衛生的手洗い：一過性菌の殺菌と除菌を行う。石鹸（15秒以上の擦り合わせ）と流水、または抗菌石鹸を使用する。
- 手術時手洗い：一過性菌および常在菌の殺菌、除菌を行う。抗菌石鹸（スクラブ剤）と流水で行うスクラブ法、石鹸（2〜6分の擦り合わせ）と流水で予備洗い後、持続活性のあるアルコール擦式手指消毒薬による消毒を行うラビング法などがある。

> **根拠**
> 手術中は滅菌手袋を着用しているため手が直接創に触れることはないが、術中に手袋の破損、ピンホールを通して術野が汚染される。そのリスクを低減することができる。手指の皮脂腺などに棲みついている皮膚常在菌叢を減少させ、術中も細菌数を最小限として維持する。

手指衛生の5つのタイミング
①患者に触れる前：手指を介して伝播する病原微生物から患者を守る。
②清潔／無菌操作の前：患者の体内に微生物が侵入することを防ぐ。
③体液に曝露された可能性のある場合：患者の病原微生物から医療従事者を守る。
④患者に触れた後：患者の病原微生物から医療従事者と医療環境を守る。
⑤患者周辺の環境や物品に触れた後：患者の病原微生物から医療従事者と医療環境を守る。
　アルコール消毒は手指衛生の基本である。明らかに手指が汚染された場合や、蛋白質性生体物質の付着、血液・体液などで汚染された場合には手洗いを行う。手術室では、状況に応じ、手洗い方法の選択やアルコール消毒といった手指衛生を行う。

手術時手洗い法

スクラブ法の手順

1. 流水と石鹸またはスクラブ剤を用いて手指と肘上までを予備洗いする。
2. スクラブ剤を手に取り、手指、指間、手掌、手背、手関節、前腕から肘関節部をもみ洗いする。手の位置を肘よりも高くして、指先からももみ洗いする。
※使用するスクラブ剤メーカーの指示する時間に従う。
3. 2回目は、肘関節以下を洗う。
4. 両側を洗い終えたら、滅菌ペーパータオルで水分を拭き取る。

> **根拠**
> 手に付着している汚れや芽胞を除去する。

ラビング法の手順

1. 流水と石鹸で手指と肘上までを予備洗いし、未滅菌ペーパータオルで水分を拭き取る。
2. 片方の手首から肘上までの消毒
   ①アルコール擦式手指消毒薬を片側の手掌に取り、反対側の手の爪、指先を浸す。

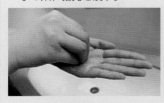

　②手関節から前腕、肘関節上部までアルコール擦式手指消毒薬を広げ、擦りこむ。
3. もう片方の手首から肘上までの

消毒
2の手順に準ずる。
4. 手首から手先までの消毒
   ①擦式手指消毒薬を両手掌に受けて、擦りこむ。
   ②手掌に片方の手背を重ね、指を絡めて擦りこむ（片方ずつ）。
   ③手掌と手掌を重ねて、指を絡めて擦りこむ。

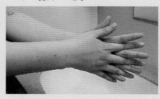

　④左右の示指から小指までを握

り、もう片方の手掌にひねるように擦りこむ（片方ずつ）。
　⑤母指を反対側の手で握り、ひねるようにして擦りこむ（片方ずつ）。
　⑥手首をつかみ擦りこむ（片方ずつ）。

> **注意！**
> 手を洗ったら肘から下にさげない。

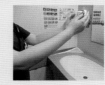

ツーステージ・サージカルスクラブ法

スクラブ法を実施した後、ラビング法（速乾性擦式アルコール製剤での消毒）を実施します。

手洗い時の注意
- 爪は短く切り、マニキュアは除去する。
- 指輪、腕時計、ブレスレットを外す。
- 爪の汚れは流水の下で、爪クリーナーを使って取り除く。
- 手洗い後は、周囲に触れないようにし、腕を肘より下にさげない。

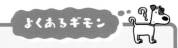

手術時手洗いで手が荒れます。どうすればよいですか？

　手荒れの原因として、手洗い時の温水の使用、ハンドクリームなどの保湿剤を使っていない、ペーパータオルの品質や拭き方、ブラシの使用、石鹸や界面活性剤の繰り返し使用、アルコールかぶれなどが考えられます。手術室に勤務している限り、手洗いは避けられません。まずは手を保湿し、改善されない場合にはその他の対策を考えるために上司に相談しましょう。手荒れで皮膚損傷が生じた場合は細菌の温床となり、手指を介した交差感染のリスクを増大させてしまいます。

適切な個人防護具の使用

　個人防護具（personal protective equipment；PPE）には、手袋、ゴーグル（フェイスシールド）、エプロン（ガウン）、マスク、キャップ、シューカバーがあります。これらを汚染する状況に応じて使い分け、着脱手順や替えるタイミングなど適切に使用することが重要です。まず、キャップは髪の毛が出ないようにかぶり、マスクは隙間がないように着用しましょう。

針刺し事故防止

- ☑ リキャップ禁止。やむを得ずリキャップする場合には、片手法（スクープ法）で実施する。
- ☑ 術野ではニュートラルゾーンを設置する。
- ☑ 安全機能付きの鋭利物器材、耐貫通性容器を使用する。

針刺ししてしまったら、どうすればよいですか？

　針刺しや切創が起こってしまったときには、創部の血液または体液を石鹸と流水で洗い流します。そのあとは、施設の針刺し事故フローに沿って行動しましょう。

ガウンテクニック

　手洗いした手や腕が不潔にならないようにします。ガウンテクニックが遵守されないとSSIのリスクが高まります。

ガウンテクニックの手順

1 手指衛生を行う。

2 キャップ、マスク、フェイスシールド（ゴーグル）、シューカバーを着用する。

3 手術時手洗いを行う。

4 周囲に滅菌ガウンが触れないように、十分な広さがあるところでガウン裏面の袖通し口に手を入れる。

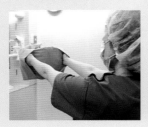 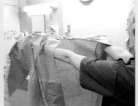 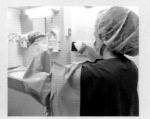

5 滅菌ガウン全体を身体の前に広げる。

6 袖に両手を通す。

7 介助者に襟ひもとガウン内側の腰ひもを結んでもらう。

8 滅菌手袋を装着する。

9 滅菌手袋を装着した手で、滅菌ガウンから腰ひもごとベルトカードを外す。

10 介助者にベルトカードを渡し、手を離す。

11 身体にひもが巻き付くようにその場で回転する。介助者はベルトカードを持ったまま動かない。

12 回転後、腰ひもを持ち、介助者にベルトカードを引っ張ってもらい、腰ひもからベルトカードを外す。

13 腰ひもを結ぶ。

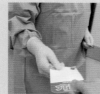 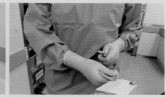

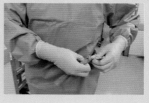 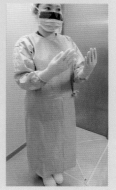

注意！ 手袋を装着してから腰ひもを結ぶ順番：手術時手洗い ➡ ガウン着用 ➡ 手袋装着 ➡ 腰ひもを結ぶ。

14 ガウンテクニック後は、胸部から無菌術野の高さまでの前面と前腕までを清潔域に保つ。

よくあるギモン

滅菌ガウン着用中に腰ひもが緩んできて、ほどけてしまいました。どうすればよいですか？

腰よりも下に落ちてしまった場合には不潔と見なし、腰ひもに触れたり結び直したりしないようにしましょう。

🐾 手袋装着

手袋装着（クローズド法）の流れ

滅菌手袋の無菌的装着を行います。

1 適切なサイズの手袋を準備する。

2 滅菌ガウン着用時、術衣の袖口から指先を出さない。

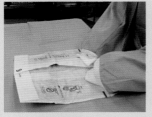

3 そのまま滅菌ガウンの袖口から手を出さない状態で、滅菌手袋の内包装紙を広げる。

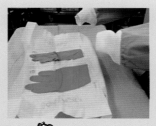

注意！ 指先が滅菌手袋や滅菌ガウンの外側に触れないようにする。

4 滅菌ガウンの袖口から手を出さない状態で、装着する側の滅菌手袋を取り出す。

5 滅菌手袋を装着する側の手に、滅菌手袋の母指の部分と滅菌ガウン内側にある母指の位置が重なるように手の上に載せる。

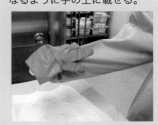

6 滅菌手袋の折り返し部分の下側をつかみ、反対側の手で（ガウンの袖口から手を出さない）滅菌手袋をかぶせる。

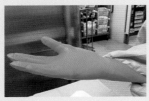

7 滅菌手袋が覆いかぶさったら、反対側の手で手袋の折り返しを持ってゆっくり引き、手袋の指が入るようにする。

8 同様にもう片側の装着を行う。

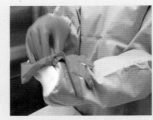

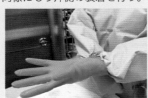

9 装着した滅菌手袋の指のしわを伸ばして、フィットさせる。

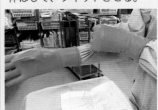

手袋装着（オープン法）

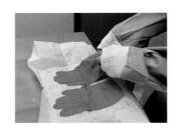

注意！ 袖口から指先を出して手袋を装着する。指先で触れる部分は不潔となるため、周囲の清潔野に接触しないようにする。

🐾 手術室の環境整備

環境清掃

特殊な環境消毒は必要ありません。日常的な清掃を実施します。

根拠 壁や床に飛散し付着した血液が術中の患者に伝播し、手術部位感染源になることはない。床などの頻繁に接触しない環境表面は1日1回の清掃を行う。

注意！ 汚れていても構わないということではない。眼に見える血液・体液汚染がある場合には、その部分を清拭除去し、汚染したところに次亜塩素酸ナトリウムを吹き付け、5分以上経過したのち水拭きをする。

空気の清浄度保持

- 手術室の空気は、HEPAフィルタまたは高性能フィルタでろ過する。
- 1時間あたりの換気回数は15回以上、うち3回は新鮮な外気を加える（一般手術室）。
- 垂直層流または水平層流、換気回数を確保する（空調の吸気口に物を置かない）。
  ※垂直層流：天井から空気を供給し、床近くから排気する。
- 扉の開け閉めを制限する。
- 室内に入る医療者の出入りを最小限とする。

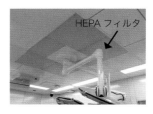
HEPA フィルタ

根拠 微生物が付着した塵埃や人の皮膚からの剥離物などが空気中に浮遊、飛散して拡散するのを防止する。

根拠 室内の陽圧を維持し、塵埃の流入を防止する。

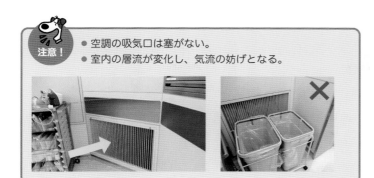

> **注意！**
> ● 空調の吸気口は塞がない。
> ● 室内の層流が変化し、気流の妨げとなる。

> **注意！** 結核患者（疑い患者を含む）では、緊急性のない手術は患者に感染性がないと判断されるまで延期する。

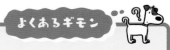

よくあるギモン

結核患者の手術が延期できないときには、どうすればよいですか？

　N95 マスクを装着し、入退室する他の手術患者数が少ない時間帯に予定したり、その日の最後に手術を行います。患者はサージカルマスクを装着します。陰圧とし、ドアを閉めて、手術室の出入りは最小限としましょう。

■ 手術室のゾーニング

　手術室のゾーニングは、高度清潔区域の清浄度クラス I、清潔区域の清浄度クラス II です。清浄度区分を十分に理解して、区域に応じて実践を行います。

清浄度クラス

I	高度清潔区域	HEPA フィルタを使用した発塵させない垂直層流方式または水平層流方式	バイオクリーン手術室	HEPA フィルタ	陽圧
II	清潔区域	必ずしも層流方式でなくてよい。I に次いで高度な清浄度が要求される。	一般手術室	HEPA フィルタまたは高性能フィルタ	陽圧
III	準清潔区域	II よりもやや清浄度を下げてもよい。一般区域よりも高度な清浄度が要求される。	NICU・CCU・ICU、未熟児室、分娩室	中性能以上のフィルタ	陽圧
IV	一般清潔区域	原則として開創状態でない患者が在室する一般的な区域	一般病室、新生児室、手術部周辺区域（回復室）	中性能フィルタ	陽圧または等圧

（文献 2 を参考に作成）

これも覚えておこう！

HEPA フィルタ

　定格風量で粒径が 0.3μm の粒子に対して、99.97％以上の粒子捕集率を持ち、かつ初期圧力損失が 245Pa 以下の性能を持つエアフィルタのことです。

（武田　恵・桑澤沙英理）

② 手術室での洗浄・消毒・滅菌

手術を受ける患者の安全を確保するためには、器械の管理が重要です。手術で使用した器械を適切な方法で洗浄・消毒・滅菌することが、手術を受ける患者に安全な医療を提供することにつながります。

洗浄

　洗浄とは、対象物からあらゆる異物（有機物や汚れ）を物理的に除去することです。除去することで人や環境への感染・汚染防止となります。汚れが残ったままだと患者への感染のリスクが生じ、器械の錆びにより性能や機能が損なわれてしまいます。確実な洗浄は、消毒や滅菌においてもその効果を得るために重要であり、患者の安全へとつながることになるのです。

　洗浄には化学的作用（洗浄剤などを使用）や物理的作用（ブラシで汚れを落とすことなど）があります。洗浄剤は**酸性洗浄剤**、**中性洗浄剤**、**アルカリ性洗浄剤**に分けられます。また、中性洗浄剤や弱アルカリ性洗剤に蛋白質分解酵素を含んだ酵素性洗浄剤などがあります。さまざまな洗浄剤や洗浄方法がありますが、洗浄する器械の材質や汚れの種類や性質、安全性や効率性などを考慮した方法を選択しましょう。

> **ポイント**
>
> 手術終了後、汚染した器械を放置して乾燥させると、汚れを落とすことが困難となり、その後の洗浄効果が低下する。一時処理用の蛋白凝固防止剤を使用することで、血液汚れの凝固、錆を防ぐことができる。特に内腔のある器械や繊細な器械（内視鏡鉗子や顕微鏡下で使用する器械など）は血液凝固の洗い残しがないように注意する。水質、洗浄濃度、洗浄温度、洗浄時間を考慮することで使用済みの器械の効果的な洗浄を行うことができる。

洗浄方法の種類と特徴

洗浄方法		特徴
器械洗浄	ウォッシャーディスインフェクター（WD、器具除染用洗浄器）	● 洗浄、熱水消毒、乾燥が自動で行えるため、作業者の安全性や効率性が高い。 ● 潤滑・防錆処理工程が可能 ● 熱に弱い器械は不可 ● 初期費用が高価
	超音波洗浄	● 複雑な器械でも超音波が届けば洗浄が可能 ● 柔らかいものには不可
用手洗浄	ブラッシング洗浄：スポンジやブラシを用いてブラッシングし汚れを落とす。	● 初期費用が少ない。 ● 作業する人によって個人差が出る。 ● 作業する人の感染リスクが高い。
	浸漬洗浄：洗浄液に器械を漬けることで汚れを落とす。	● 全体を液に浸す必要があり、管状の器械は中に空気が残らないようにする。 ● 微細な器械に適している。 ● 手間が少ない。 ● 濃度・温度・時間の管理が必要

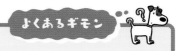

よくあるギモン

新しく購入した器械は洗浄の必要があるのですか？

　初回購入の器械には製造工程による薬品や微生物が付着している可能性があります。見た目がきれいだからといって洗浄を行わないのは適切ではありません。購入した製造元の推奨する洗浄処理を行ってから使用しましょう。

消毒

　消毒とは、対象物から芽胞を除くすべての、または多くの病原微生物の数を減らすことです。必ずしも微生物すべてを殺滅あるいは完全に除去することではありません。洗浄が終了した器械を消毒し、微生物をさらに少なくすることができます。

　消毒には、湿熱や紫外線などを用いる物理的消毒法と消毒薬を使用する化学的消毒法があります。

消毒方法の種類と特徴

消毒方法	特徴
物理的消毒法（煮沸、熱水、蒸気、間歇、紫外線）	● 消毒薬を使用しない。 ● 残留毒性がないことからも、耐熱性・耐水性がある器械の消毒には第一選択となる。 ＊ WD・熱水洗濯機・ベッドパンウォッシャー・食器洗浄機など
化学的消毒法（液体、気体）	● 耐熱性・耐水性のない器械や生体および環境に対して適応となる。 ● 消毒薬にはスペクトルがあり、効果のない微生物も存在する。 ● 消毒水準に応じた消毒薬の選択を行う。

ポイント

消毒効果に影響する因子として、消毒対象物に付着する有機物、消毒薬の濃度、温度、接触時間、対象物の物理的かつ構造的特徴、pH（水素イオン濃度）などがある。消毒薬にはそれぞれ多くの特性があり、よく理解して正しい用法を守り使用する。過剰な使用や間違った適用は、作業する人の危険につながる。洗浄・消毒作業を行う際は汚染状況、消毒範囲、消毒方法に応じて必要な個人防護具を選択する。

スポルディングの分類

　スポルディングは、消毒薬を処理可能な微生物に応じて3つの水準に分類し、また医療器材を感染のリスクに応じて3つに分類しています。これらの分類に応じて適正な医療器材の消毒方法の選択を行います。

 根拠 細菌、真菌やウイルスは特性がさまざまであり、その微生物の特性に応じた消毒薬が必要である。

根拠　適切な処理法を選択しないと、感染伝播につながり感染リスクを高める。また、誤った処理法を選択してしまうと、器械が破損する恐れがあるため、材質や形状に合った処理法を選択することが大切である。

スポルディングによる分類

リスク分類	対象となる微生物	処理方法	適応物品
クリティカル 無菌の組織や血管内に使用するもの	芽胞を含むすべての微生物を除去	滅菌	● 手術器械 ● メス・針などの刃物類 ● 心臓および導尿カテーテル、粘膜バリアを損傷する内視鏡用切開関連器材およびそれに使用する内視鏡
セミクリティカル 粘膜および創のある皮膚と接触するもの	すべての微生物および一部の芽胞を除去	高水準消毒 ● グルタラール ● 過酢酸 ● フタラールなど	● 呼吸器系に接触する用具 ● 麻酔用器具（喉頭鏡、気管チューブ、蛇管、マスクなど）
ノンクリティカル 創のない正常な皮膚と接触するもの	芽胞以外ほとんどの微生物を除去または減少	中水準消毒 ● 次亜塩素酸ナトリウム ● アルコール ● ポビドンヨードなど	● 温度計 ● 血圧計マンシェット ● モニターコード ● 車椅子、ベッド、ストレッチャー ● 聴診器 ● 生活環境の表面（ドアノブ、テーブルなど）
	結核菌以外のほとんどの微生物を除去または減少	低水準消毒 ● 第4級アンモニウム塩 ● クロルヘキシジン ● 両性界面活性剤	
	物理的に汚染物質の量を減少	洗浄	

（文献2、3を参考に作成）

🐾 滅菌

　滅菌とは、芽胞を含むすべての微生物を完全に除去、あるいは殺滅することです。各滅菌方法の長所、短所を十分に理解した上で、滅菌物の性質に応じて適切な滅菌法を選択しましょう。

　無菌の体組織または体液に接触する医療機器はクリティカル器具と判断されます。これらの器具へのいかなる微生物汚染も感染伝播につながることから、使用時には必ず滅菌しなければなりません。

注意！　器械には再滅菌可能なものと、不可能（シングルユース素材〔SUD〕）なものがある。SUDは単回使用の構造であり再使用すると安全に使用できない可能性があるため、再滅菌はしない。

これも覚えておこう！

クロイツフェルト・ヤコブ病（CDJ）
　感染性異常プリオン蛋白質により中枢神経障害を及ぼす疾患で、動物ではプリオン病と言われます。プリオン蛋白質は通常の消毒・滅菌では除去できないため、CDJが疑われる症例の脳外科・眼科・整形外科手術で、硬膜切開や神経、眼窩内容に触れるような場合はSUDを使用するか、アルカリ性洗剤使用のWD洗浄＋真空脱気プリバキューム式の高圧蒸気滅菌、アルカリ洗剤による洗浄＋過酸化水素低温ガスプラズマ滅菌など、適切な対応が求められるため、使用した器材を分けて処理する必要があります。

滅菌方法の種類と特徴

滅菌法	物理的滅菌方法	化学的滅菌方法	
	高圧蒸気滅菌	酸化エチレンガス滅菌	過酸化水素低温ガスプラズマ滅菌
原理	高圧蒸気滅菌器のチャンバー内の空気を適度な温度と圧力の飽和水蒸気で置換することで、滅菌対象物に飽和水蒸気が触れて熱を与え、水に戻る状態が生まれる。これが次々に起こることで効率的に熱エネルギーを滅菌対象物に与えることができ、微生物を死滅させる。	酸化エチレン（EO）ガスにより、微生物を構成する蛋白質のアルキル化を起こして死滅させる。	高真空の状態で過酸化水素を噴霧し、そこへ高周波やマイクロ波などのエネルギーを付与すると、過酸化水素プラズマができる。このプラズマ化により反応性の高いラジカルが生成され、このラジカルが微生物を死滅させる。
適応	ガラス、金属、ゴム、紙もしくは繊維性の物品、水、培地、試薬・試液または液状の医薬品	非耐熱性のカテーテル類、内視鏡、プラスチック類、紙類など	金属製品、プラスチック製品
利点	● 繊維製品の深部まで滅菌できる。 ● 芽胞に対しても効果が確実である。 ● 残留毒性がなく作業者に安全である。 ● 経済的である	● 低温で滅菌できるため、加熱による材質の変化がない。 ● EOには高い浸透性があり、包装・シールしてもそのまま滅菌できる。	● 非耐熱性・非耐湿性の器械が滅菌できる。 ● 金属・プラスチック製品の材質への影響はほとんどない。 ● 残留毒性がない。 ● 滅菌の処理時間が短い。
欠点	● 熱変質の問題がある。 ● 空気排除を完全に行わないと滅菌不良を起こす。 ● 無水油や粉末の滅菌には適さない。	● 滅菌時間が長く、エアレーションの時間も含めるとさらに長くなる。 ● EOには発癌性がある。 ● 作業者に対する残留毒性による危険性がある。	● セルロース類、粉、液体は滅菌できない。長狭の管腔構造物を滅菌しにくい。 ● 内腔が密閉される器材は真空工程で破損する危険がある。

これも覚えておこう！

フラッシュ滅菌器（ハイスピード滅菌器）
　鋼製器械を不潔にしてしまったときに、緊急に滅菌する必要が生じることがあります。このような場合に使用するのがハイスピード滅菌器です。短時間で滅菌ができるという利点があります。しかし、滅菌器から出して使用するまでの間に汚染する可能性があること、最小限の滅菌サイクル特性（時間、温度、圧力）で運転していることなどにより、ハイスピード滅菌器を通常滅菌業務で使用するべきではありません。また、感染症の原因となる可能性があるためインプラント用の器械には推奨されていません。

滅菌の保証

　滅菌物は保管状況、包装材料、物品の劣化の程度により使用できる期限が決まります。無菌性有効期間は時間依存型とイベント依存型に分けられています。滅菌保証ではこの有効期間を考慮し、各施設の基準に応じて滅菌物の管理を行います。

無菌性有効期間

無菌性有効期間	
時間依存型無菌性維持 (time related sterility maintenance；TRSM)	● 滅菌保証は時間が経てば損なわれる。 ● 包装材料や包装形態に応じて有効期限を設定して管理する。
イベント依存型無菌性維持 (event related sterility maintenance；ERSM)	滅菌物の有効期限は保管時間に影響されるのではなく、滅菌物を汚染する可能性があるすべての要因や出来事があれば時間に関係なく無菌性は破綻する。

（文献2を参考に作成）

器械の開封前や使用前には、インジケータで適切に滅菌されているかを確認する必要があります。インジケータは目的や滅菌方法によって種類が異なります。滅菌物の滅菌方法や滅菌されているのか、それを示す各種インジケータは何を意味するのかを理解し、確実に滅菌が保証された物品を取り扱えるようにしましょう。

モニタリングとインジケータ

　各種インジケータを使用し、総合的に滅菌の判定を行います。物理的モニタリングや生物学的インジケータは主に中央材料室で監視されます。実際に現場で滅菌物を使用する際には化学的インジケータを確認します。

名称		用途・特徴
物理的モニタリング		各滅菌装置に設定されている滅菌条件が、滅菌行程中保たれているか、滅菌器の付属計で温度・圧力・時間などをモニタリングする。
化学的インジケータ （chemical indicator；CI）		滅菌行程が、一定の条件を満たしたかを判定する。印刷されたインクの化学的変化による色調の変化により確認できる。内容が多い手術器械セットなどは、内側にインジケータを入れることで、内部まで条件が満たされたかを確認する。
生物学的インジケータ （biological indicator；BI）		当該滅菌法に対し、強い抵抗を持つ指標菌の芽胞が入っているインジケータ。インジケータを滅菌器の最も条件が悪いところに設置し、滅菌後に培養し、菌が死滅したかを判定する。滅菌器で滅菌されたことを保証できる唯一の方法である。

ポイント

滅菌物を使用するときは、滅菌が保たれているのか使用前に確認する。
①滅菌済みであるか。
②包装が濡れていたり破損がないか、封印がされているか。
③滅菌期限が切れていないか。

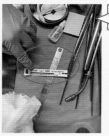

CI 変化 OK です！

滅菌コンテナを開封したら、化学的インジケータの色調の変化を確認しましょう。

AC 滅菌でオレンジからグリーンへ変化しています。包装にも問題ありません！

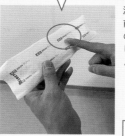

滅菌シーラーを開封する前に化学的インジケータの色調の変化を確認しましょう。包装はどうでしょうか。

開封前に滅菌期限内であるか確認しましょう。

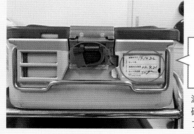

開封されていなく、期限も OK です！フィルターも付いています！

滅菌コンテナの封印、滅菌期限を確認しましょう。蓋に付いているフィルターもあるか見てください。

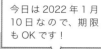

今日は 2022 年 1 月 10 日なので、期限も OK です！

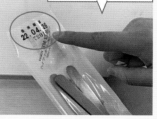

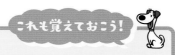

滅菌外装・シール・カードの色調変化

　滅菌前から滅菌後にはインジケータに変化があります。器械を開封する前および、中にある場合には開封後に変化を確認し、器械が滅菌工程を経ているのか確認し使用しましょう。滅菌方法により色調は異なります。施設で使用しているインジケータの滅菌前・滅菌後の変化を確認しておきましょう。表は一例です。

		滅菌前	滅菌後
オートクレーブ（AC）滅菌	パック	橙	緑
	シール	青	緑
	カード	白	黒
酸化エチレンガス（EOG）滅菌	パック	赤	青
	シール	赤	緑
	カード	茶	緑
プラズマ滅菌	パック	赤	黄
	シール	赤	黄
	カード	赤	黄

27

🐾 保管

　滅菌物が安全に管理できる場所を選択します。保管環境として、<u>天井から 45cm 以上</u>、<u>外壁から 5cm 以上</u>、床から 20cm 以上距離を置き、人の出入りが制限され、滅菌物のみが保管される場所を選択しましょう。

　保管されている器械は定期的に保管が適切に行われているのか確認しましょう。長期にわたって確認を行わないと使用頻度が低い器械は滅菌期限が切れてしまったり、包装が破損してしまったりすることがあります。必要時に使えないと手術が予定通り行えない可能性が出てきてしまいます。滅菌期限が近い器械から使用できるように、保管の並び順も工夫してみましょう。

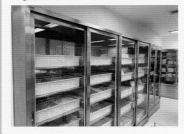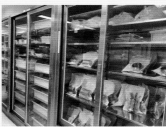

包装が汚染されてしまったり、破損してしまったりしないように保管する。トレーなどを使用し、整理することで、わかりやすくなる。

よくあるギモン

器械確認していて異物が出てきたらどうすればよいですか？
　異物が入っている場合には、いつどのタイミングで混入したか不明であり、滅菌を保証できないため、原則として使用せず再滅菌しましょう。コンテナ内に異物があった場合は、コンテナ内すべての器械の滅菌が保証できません。判断に困ったときは、患者の安全を考え一人で判断せずに相談しましょう。異物の原因を特定し、再滅菌時に同じことが生じないようにすることが大切です。

滅菌時間が短いフラッシュ滅菌とは何ですか？
　フラッシュ滅菌（ハイスピード滅菌）の利点は、滅菌完了時間が短いことです。裏を返せば、滅菌工程を最小限にしているということです。このことから、日常的な滅菌やインプラントに使用することは好ましくありません。フラッシュ滅菌の特性を捉え、緊急時などの必要最低限の使用に留めましょう。

感染症患者の器械はどのように取り扱えばよいですか？
　①患者の血液、②汗を除くすべての体液、分泌物、排泄物、③損傷のある皮膚、④粘膜、以上のすべてに対して感染対策が必要です。患者が感染症に罹患しているか、していないかで判断するものではありません。使用済みの器械の処理方法は変更する必要はありません（CJD の場合を除く）。

インジケータの変色が薄いときはどうすればよいですか？
　化学的インジケータはタイプによって用途が異なりますが、本来あるべき色へ変化してない場合は滅菌不良の可能性があるため、その器械の使用は適切ではありません。

（武田　恵・桑澤沙英理）

2章

術前・術後のアセスメントとケア

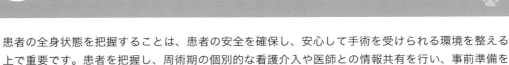

① 術前評価

患者の全身状態を把握することは、患者の安全を確保し、安心して手術を受けられる環境を整える上で重要です。患者を把握し、周術期の個別的な看護介入や医師との情報共有を行い、事前準備をしておくことで、周術期合併症の早期発見・看護の質向上につなげます。

呼吸器系の評価

評価のポイント
● 全身麻酔や手術に伴う呼吸器合併症（無気肺や肺炎など）のリスク評価
● 全身麻酔管理が可能か：人工呼吸での換気の維持および術後離脱が可能か、マスク換気および気管挿管に問題はないか

現在の呼吸機能はどうか

肺機能検査（スパイロメトリー）

　肺活量や換気量を測定します。正常値を逸脱している場合には、どのような換気障害があるのか既往歴を確認します。

確認項目
☑ 肺活量・一秒率から換気障害の有無および障害重症度

換気障害の分類

一秒率70%	拘束性換気障害	正常
	混合性換気障害 閉塞性と拘束性の両方が見られる。	閉塞性換気障害

%肺活量80%

%肺活量（%VC）：実測肺活量／予測肺活量×100
　予測肺活量は、身長・体重・性別・年齢から求められる。
一秒率（FEV1.0%）：胸いっぱいに吸い込み、一気に吐き出した量（努力性肺活量）のうち最初の1秒間で吐き出せた量の割合

		原因
拘束性換気障害 %肺活量＜80%	炎症による肺実質の線維化や間質組織の肥厚による換気時の肺の膨張・収縮の妨げ	間質性肺炎、肺炎、肺がんなど
	胸腹部の障害による膨張の阻害や横隔膜の障害	胸水や腹水の貯留、肥満や妊娠、横隔膜神経麻痺による横隔膜の運動制限など
閉塞性換気障害 一秒率＜70%	気道の狭窄や閉塞	肺気腫、慢性閉塞性肺疾患（COPD）、気管支喘息など

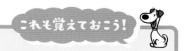

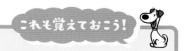

COPD の病期分類

　慢性閉塞性肺疾患（chronic obstructive pulmonary disease；COPD）で、一秒率が70％未満の場合、程度により分類されます（GOLD分類：表）[1]。GOLD分類Ⅲ以上の場合は、周術期の呼吸器合併症のリスクが高いため、COPDの未治療の場合には呼吸器内科へのコンサルタント、呼吸器リハビリ介入などが必要です。

GOLD 分類

	病期	定義
Ⅰ期	軽度の気流閉塞	%FEV_1 ≧ 80%
Ⅱ期	中等度の気流閉塞	50% ≦ %FEV_1 < 80%
Ⅲ期	高度の気流閉塞	30% ≦ %FEV_1 < 50%
Ⅳ期	きわめて高度の気流閉塞	%FEV_1 < 30%

気管支拡張薬吸入後の FEV_1/FVC 70%未満が必須条件

（文献1より転載）

動脈血液ガス分析

　肺疾患がある場合や気管孔などによって肺機能検査が行えない場合などに行います。

 注目

酸素化に問題はないか（6章⑤「呼吸モニタリング」のp.148「血液ガス分析」を参照）。

画像検査

　胸部単純X線検査・胸部CT撮影（必要時）を行います。

確認項目

☑ 間質性病変や気腫性病変がないか。
☑ 気管の太さ、狭窄や偏位がないか。

日常生活の運動可能範囲

呼吸困難（息切れ）を評価する修正MRC質問票 ……

 注意！　確認する際は、同年代の人と比べるように聞く。

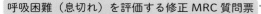

グレード分類	あてはまるものにチェックしてください（1つだけ）
0	激しい運動をしたときにだけ息切れがある。
1	平坦な道を早足で歩く、あるいは緩やかな上り坂を歩くときに息切れがある。
2	息切れがあるので、同年代の人よりも平坦な道を歩くのが遅い、あるいは平坦な道を自分のペースで歩いているとき、息切れのために立ち止まることがある。
3	平坦な道を約100m、あるいは数分歩くと息切れのため立ち止まる。
4	息切れがひどく家から出られない、あるいは衣服の着替えをするときにも息切れがある。

（文献1より転載）

周術期呼吸器合併症につながるリスク因子はないか

気管支喘息

　発作のコントロールが不良な場合、全身麻酔中に気管支痙攣（喘息発作）の発症、術後に喘息発作の発症リスクが高くなります。

確認項目

☑ 治療歴およびコントロールされているか（健康な人と変わらない生活が送れているか）。
☑ 使用薬剤：発作が起こりそうな場合や起こしたときに気管支を広げる薬物療法や炎症を抑える対症療法を行っているか、また薬剤をどの程度使用しているかなど。
☑ 最終発作
☑ 呼吸音：肺胞に近いところの細い気管支が狭窄すると、「ヒューヒュー」という高い音（笛声音）が主に吸気時に聴取される。

急性上気道炎

風邪で上気道の炎症がある場合、喉頭痙攣や気道分泌物の増加による無気肺などの術後合併症のリスクが増加します。また気道過敏性が増大し、上気道炎罹患後6週まで続くため、予定手術では、可能であれば軽快後1カ月以上の手術延期が望まれます。

喫煙

喫煙は呼吸機能や心血管系および脳血管などに障害をもたらし、周術期の合併症（無気肺・感染など）のリスクも高めます。喫煙量・喫煙期間を確認し、喫煙中の場合は禁煙指導を実施します（本章②「術前ケア」のp.45「禁煙指導」を参照）。

喫煙の影響

ニコチンの影響	心拍数増加、血圧上昇、心筋酸素消費量増加、冠動脈循環予備能の低下、気道分泌物増加、気管支収縮
タールの影響	気管支収縮、喉頭や気管支の過敏性の亢進、気道の線毛運動を障害
一酸化炭素	酸素と比べて200倍の親和性でヘモグロビンと結合し、慢性的な低酸素状態に陥る。

（文献2を参考に作成）

肥満

肥満度が上がることによって、腹圧上昇により末梢気管支閉塞による無気肺や胃酸逆流による誤嚥性肺炎のリスクが高まります。また、マスク換気のポジションが難しいことや、睡眠時のいびきや睡眠時無呼吸が見られるような上気道狭窄から、換気困難や挿管困難のリスクがあります。

BMIは肥満度を表す体格指数で、体重と身長から算出します。

計算式　BMI＝体重kg÷（身長m）^{2}

肥満度分類

BMI（kg/m^2）	判定
18.5未満	低体重
18.5〜25未満	標準
25〜30未満	肥満（1度）
30〜35未満	肥満（2度）
35〜40未満	肥満（3度）
40以上	肥満（4度）

これも覚えておこう！

BMI35以上を高度肥満と言います。呼吸器系に対するリスクだけではなく、体位固定の工夫や皮膚障害予防も必要となります。また、肥満に伴う併存症を有している場合があり、既往歴や術前検査で問題がないか注意が必要です。

肥満に伴う併存症

- 動脈硬化による虚血性心疾患や頚動脈硬化
- 心不全
- 高血圧症
- 脂質異常症
- 脂肪肝
- 糖尿病
- 睡眠時無呼吸
- 肺高血圧症
- 不整脈
- 深部静脈血栓症、肺血栓塞栓症の既往

（文献3より転載）

マスク換気困難・気管挿管困難リスクはないか

　術前から患者の挿管困難リスクを把握して麻酔科医と情報共有し、術前準備を行います。挿管困難を予測するための評価方法として「LEMON の法則」を活用します（表）。

LEMON の法則

L	look externally （外見観察）	● 頚部・顔面外傷の有無、気管切開・頚部手術の有無、短首や小顎、前歯の突出などがないか。
E	evaluate the 3-3-2rule （3-3-2 の法則による評価）	図参照
M	Mallampati score （マランパチ分類）	図参照。座位または立位で自発的に口を開け、可能な限り舌を突き出した際の咽頭の見える範囲で評価する。口蓋垂、口蓋弓、軟口蓋が見えにくいほど挿管が困難となる。
O	obstruction or obesity （気道閉塞や高度肥満）	● 甲状腺腫瘍や縦隔腫瘍による気管の圧迫、気管内腫瘍など、気管狭窄や気管偏位を及ぼすものがないか。異常がある場合、画像診断（胸部 X 線、CT など）で頚椎の変形や気道狭窄、偏位などの程度を評価する。 ● 肥満の場合、頚部周囲に脂肪が多いため頭部後屈、下顎挙上、気道確保が困難となる。BMI 30 以上の場合は挿管困難の危険因子となる。
N	neck mobility （頚部の可動性）	● 頚椎手術後や頚椎症などで後屈時に後頚部痛や上肢に痺れが出現する。 ● 関節リウマチによる頚椎病変 ● 頚部手術後や頚部放射線治療後の頚部皮膚のひきつれなどによる後屈制限など。 ➡後屈が全くできない場合、麻酔科医と相談し、挿管困難に備えて準備する。

3-3-2 の法則による評価

A
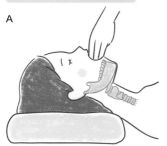
口を大きく開けてもらい、上下の門歯間隙が3横指分あるかを観察する。指3本分ない場合は開口制限と考える。

B
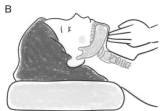
おとがいから舌骨の間に指をあてて3横指分あるか観察する。舌骨は触診できる。下顎骨の下方に位置し、喉仏のある輪状軟骨の上に位置している。

C
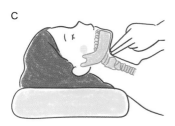
口腔底から甲状軟骨間に指をあてて2横指分あるか観察する。

マランパチ分類

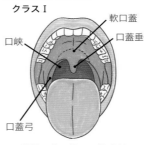

クラス I
口蓋弓、軟口蓋、口蓋垂が見える。

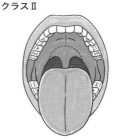

クラス II
口蓋弓、軟口蓋は見えるが、口蓋垂は舌根に隠れて見えない。

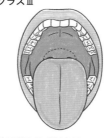

クラス III
軟口蓋のみが見える。

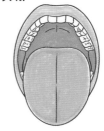

クラス IV
口蓋弓、軟口蓋、口蓋垂のすべてが見えない。

（文献 4 を参考に作成）

循環器系の評価

評価のポイント
- 手術や麻酔による循環動態の変動に対する予備能力があるか。
- 周術期の循環動態の変化による、周術の冠動脈疾患、急性心筋梗塞、急性心不全、高度房室ブロックなどの合併症リスク

現在の循環機能はどうか

心電図検査

異常があれば血液検査や循環評価（心臓超音波検査、ホルター心電図、心臓 CT、心臓カテーテル検査など）を行い、必要時手術前に心疾患に対する治療を先行します。

確認項目
- ☑ 心拍数
- ☑ 不整脈、心臓肥大、心室内伝達異常、虚血性心疾患、電解質異常（血清カリウムの上昇・低下）など異常がないか

心臓超音波検査

心臓超音波検査では、心腔内の各部位の形態や大きさ、心臓の各部分の動きを観察し、心機能を評価します。さらに心腔内の圧や血流を推測し、血行動態を評価します。

確認項目
- ☑ 左室駆出率（LVEF）：左室の収縮力（ポンプ機能）の指標。50〜55％以上が正常と言われている。
- ☑ 左壁運動異常の有無：壁運動異常があれば「asynergy」と記載される。壁運動異常の主な原因は虚血性心疾患である。

よくあるギモン

asynergy の場合や LVEF が正常範囲以下の場合、どうすればよいですか？

無症状でも心筋の運動障害が起こっている場合もあります。手術室入室時に胸部症状の有無や最近発生したかの確認が必要です。LVEF が低い場合、運動労作でも動悸や息切れが発生します。入院中や手術室までの移動では車いすやストレッチャーを活用し、心負荷を低減しましょう。

日常生活の運動可能範囲

「非心臓手術における心合併疾患の評価と管理に関するガイドライン」では、50 歳以上の患者で、無症状で 4METs の運動能力があれば、基本的な術前評価後に計画された非心臓手術を行うことができるとしています[5]。

胸部症状がある場合には、胸部症状発生時の状況、持続時間、医療機関受診の有無などを確認します。

注意！ 4METs の運動能力があっても、虚血性心疾患、脳血管疾患、腎機能障害など複数合併している場合には、治療方針や検査の追加を検討する。

確認項目
- ☑ 無症状で日常生活の運動強度 4METs（1 階から 3 階まで歩いて上がる、床のモップがけ、重い家具の移動、ダブルスのテニス、毎日のランニングなど）の運動能力があるか。
- ＊日常生活の運動強度（METs）：安静時座位の酸素消費量を 1METs とした場合、何倍の酸素を消費するかで身体活動の強度を示す。

■ 周術期循環器合併症につながるリスク因子がないか

重症度の高い心臓の状態にないか

緊急手術でない限り、術前に心血管系を評価して疾患の治療を行ってから手術を行います。

> **注目！**
>
> **重症度の高い心臓の状態**
> 不安定狭心症、最近発症した急性心筋梗塞、急性心不全、高度房室ブロックやコントロールされていない心室頻拍などの重篤な不整脈、高度の弁膜疾患、NYHA 分類IV度

これも覚えておこう！

NYHA 分類（ニューヨーク心臓協会〔New York Heart Association〕が作成）

心疾患がある場合、どの程度の身体活動で症状が出るかによって重症度を分類しています。

NYHA 心機能分類

Ⅰ度	心疾患はあるが、普通の身体活動では症状*がない。
Ⅱ度	心疾患があり、普通の身体活動（坂道や階段をのぼるなど）で症状*がある。
Ⅲ度	心疾患があり、普通以下の身体活動（平地を歩くなど）でも症状*がある。
Ⅳ度	心疾患があり、安静にしていても、心不全の症状や狭心痛がある。

*疲労、動悸、呼吸困難または狭心痛

深部静脈血栓症・肺血栓塞栓症

静脈内に起こる血栓症を静脈血栓症（venous thromboembolism；VTE）と言い、周術期では、深部静脈血栓症（deep vein thrombosis；DVT）と、血栓が肺に流れて詰まる肺血栓塞栓症（pulmonary thromboembolism；PTE）に注意が必要です。PTE の程度によっては、循環不全を引き起こし、致死的な状況に至る危険性もあるため術前評価に基づくケアが重要です。

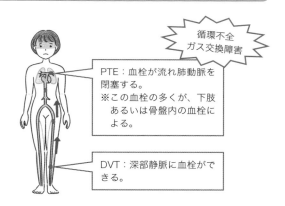

循環不全
ガス交換障害

PTE：血栓が流れ肺動脈を閉塞する。
※この血栓の多くが、下肢あるいは骨盤内の血栓による。

DVT：深部静脈に血栓ができる。

確認項目

- ☑ DVT を疑う症状がないか（下肢の腫脹と左右差、疼痛、色調の変化など）。
- ☑ DVT の発生リスク（表）[6]
- ☑ 血液データで D ダイマー高値を示していないか。
  ※妊婦や悪性腫瘍では高値を示すため、この値だけでは判断が難しいが、陰性（高値を示さない）ならばリスクが低いと考えらえる。
- ☑ 下肢超音波検査・造影 CT 検査の有無および結果
  ※ DVT の発生リスクから、リスクが高いと疑われる場合には実施して確定診断を行う。これらの評価が行われているか。
- ☑ DVT がある場合、または高リスクの場合、どのような予防策が計画されているか。
  ※周術期の予防策（下大静脈フィルター留置、抗凝固療法、弾性ストッキング着用、間欠的空気圧迫装置の使用など）について、診療科医・麻酔科医・病棟看護師と情報を共有し、一貫した対策を行う必要性がある。

深部静脈血栓症発生リスク

血液うっ滞	長期臥床、肥満、妊娠、うっ血性心不全、長時間の座位、下肢麻痺、ギプス固定、加齢、下肢静脈瘤など
血管内皮損傷	手術、外傷・骨折、血管内へのカテーテル留置、喫煙、VTE既往、膠原病、高ホモシステイン血症など
血液凝固能亢進	悪性腫瘍、妊娠、薬物（経口避妊薬、エストロゲン製剤など）、炎症、脱水、感染症、血液性素因など

（文献6を参考に作成）

注意！ 周術期のDVTの発生頻度として、診療科別では一番多い順から、整形外科、一般外科、産婦人科、脳外科、泌尿器科であり、施設によっては診療科別で対策が取られているため、自施設の対策を把握しておく[7]。

高血圧症

　麻酔薬による循環抑制や出血で循環動態が不安定になりやすく、注意が必要です。周術期高血圧は、術中・術後の虚血性心疾患、脳卒中などの心血管イベントや出血のリスクを増加させ、死亡率を上昇させます。術前からコントロールされていることが望ましいと考えられています[8]。

確認項目
- ☑ 日常の血圧および現在の血圧
- ☑ 治療の有無や内服薬
- ☑ 術前指示薬の有無

ペースメーカー・埋め込み型除細動器（ICD）の使用

　周術期の循環動態の変動や、術中に使用する電気メスによるペースメーカーへの影響など、管理に注意が必要です。設定の調整が必要となることがあるため、入院時にペースメーカー手帳を持参するように説明します。

🐾 合併症のある患者の評価

糖尿病

　糖尿病は、網膜症や神経障害（四肢末梢の痺れ）、腎障害などの合併症や血管の障害を引き起こします。術後は高血糖になりやすく、周術期での併発や合併症の増悪を防ぐため、周術期を通したコントロールが重要です。また、高血糖の状態は抵抗力を低下させ細菌感染が起こりやすくなります。

術前のコントロール目標値[9]
①血糖：100〜200mg/dL
②尿ケトン：陰性
③1日尿糖：10g以下

確認項目
- ☑ 血糖値、HbA1c値（コントロールされているか）
- ☑ 内服・インスリン治療の有無
- ☑ 低血糖発作の有無
- ☑ 糖尿病による合併症の有無（四肢末梢のしびれ、眼科受診歴の有無、腎機能）
　※小さな傷を放置して潰瘍や壊疽に進行してしまうこともあるため、浮腫や色調、足に傷がないか、実際に足の観察を行って確認する。

これも覚えておこう！

術後高血糖
　手術侵襲に対する反応として、アドレナリン、ACTH、コルチゾール、グルカゴンなどが分泌されます。これらはインスリン拮抗ホルモンであり、生体内でブドウ糖産生が亢進します。またインスリンの分泌低下や、末梢組織でのインスリン抵抗性の亢進から術後高血糖となり、外科的糖尿病と言われることもあります。糖尿病患者では特に注意が必要です。

腎機能障害

手術侵襲や全身麻酔により、尿量の減少や腎血流の低下が生じ、腎機能増悪のリスクが高まります。

> **確認項目**
> ☑ 腎機能の状態（血液データ：Cr、BUN、eGFR など）
> ☑ 電解質異常、酸塩基平衡、貧血の有無
> ☑ 原因疾患
> ☑ 維持透析患者：シャント部位の観察（スリル、シャント音、皮膚観察など）
> ※シャントのある側への血圧計、末梢静脈ライン、動脈ラインの留置は避ける。術前に患者の自尿量を確認する。自尿量、手術時間、手術部位、手術侵襲の程度により、周術期の膀胱カテーテル留置の有無について麻酔科医・診療科医と相談する（術中の尿量維持、侵襲的処置の低減、尿路感染予防などを考慮）。術中は低血圧や脱水に注意し、周術期に使用する薬剤は腎機能を障害するものは避けて選択することが望ましい。

肝機能障害

周術期使用薬剤の作用遷延や増強、肝機能障害の増悪のリスクがあります。

血液凝固能が低下している場合、脊髄くも膜下麻酔や硬膜外麻酔などの麻酔方法が可能かを確認します。

> **確認項目**
> ☑ 肝機能の状態（血液データ：AST、ALT、Alb、PT、γ-GTB）
> ☑ 原因疾患
> ☑ 肝機能障害の重症度（Child-Pugh 分類；表）[10]
> ☑ 肝硬変の場合は食道・胃静脈瘤の有無
> ※食道・胃静脈瘤がある場合、胃管挿入時に注意が必要である。

Child-Pugh 分類

判定基準		1 点	2 点	3 点
アルブミン（g/dL）		3.5 超	2.8 以上 3.5 未満	2.8 未満
ビリルビン（mg/dL）		2.0 未満	2.0 以上 3.0 以下	3.0 超
腹水		なし	軽度、コントロール可能	中等度以上、コントロール困難
肝性脳症（度）		なし	1～2	3～4
プロトロンビン時間	（秒、延長） （%）	4 未満 70 超	4 以上 6 以下 40 以上 70 以下	6 超 40 未満

5～6 点：Child-Pugh 分類 A、7～9 点：Child-Pugh 分類 B、10～15 点：Child-Pugh 分類 C と分類する。

（文献 10 より転載）

甲状腺疾患

術前に甲状腺機能を正常化して手術することが望ましいです。

● 甲状腺機能亢進症：手術や麻酔によって頻脈や異常高熱など重篤な症状（甲状腺クリーゼ）を引き起こすリスクがあります。
● 甲状腺機能低下症：全身麻酔に伴った覚醒遅延、呼吸不全のリスクが高まります。

> **確認項目**
> ☑ 甲状腺ホルモン（FT3 や FT4）、甲状腺刺激ホルモン（TSH）
> ☑ 治療状況
> ☑ 問診
> **甲状腺機能亢進**：いらつき、手指振戦、発汗、疲労、不整脈などの症状の有無
> **甲状腺機能低下**：元気や活気がない、易疲労感、むくみ、徐脈、寒がりなどの症状の有無

精神疾患

認知症、統合性失調症、うつ病など多岐にわたり、その症状やその程度は大きく異なります。患者の状態を把握し、患者の尊厳を守り、安心して手術が受けられる関わりが必要です。

> **確認項目**
> ☑ 病状および内服薬
> ☑ 手術に対する説明と同意の状況
> ☑ 認知に問題はないか

認知症がある患者との関わりでは、どんなことに注意が必要ですか？

　　まず意思決定が可能か、どの程度の理解が可能かなど、認知機能を把握します。説明を受けることができる場合には、短期間に多くの説明をされると混乱するため、できるだけ簡単に行います。手術室の説明では、患者が体験すること（手術室で経験する処置や術後、身体に留置されるものやモニター装着など）を大まかにイメージできるくらいの内容にし、その都度説明することを伝えます。患者面談での気づきは病棟看護師・院内精神科リエゾンチームや認知症サポートチームなどと事前に情報共有し、連携を取ることも大切です。

血液データ

　　血液データで貧血の有無、肝機能、腎機能、電解質、止血凝固系、栄養状態、血液型を確認することで、周術期の輸血の検討や術前からコントロールが必要な疾患に対する評価・把握（糖尿病・栄養状態など）につながります。

血液データ

検査項目	単位	基準値	特に注意したい内容および対応 （↑：値の上昇、↓：値の低下）
赤血球数（RBC）	$\times 10^6/\mu L$	男性　4.35〜5.55 女性　3.86〜4.92	● 貧血はないか（術前輸血投与の有無） ● 輸血は必要か、輸血同意書の取得はあるか（術中出血・不規則抗体の有無〔6章②「輸血」p.133を参照〕）
血色素数（Hb）	g/dL	男性　13.7〜16.8 女性　11.6〜14.8	
ヘマトクリット値（Ht）	%	男性　40.7〜50.1 女性　35.1〜44.4	
白血球数（WBC）	$\times 10^3/\mu L$	3.3〜8.6	● ↑：感染の徴候はないか、感染を疑う所見はないかを確認 ● ↓：易感染リスク状態。術前抗がん剤使用では回復過程なのか、手術可能か。
血小板数（PLT）	$\times 10^4/\mu L$	16.0〜36.0	● ↓：出血傾向・DIC・肝機能障害 ● 硬膜外麻酔・脊髄くも膜下麻酔は可能か。 ● 輸血は必要か、同意書の取得はあるか。（術中出血・不規則抗体の有無〔6章②「輸血」p.133を参照〕）
活性化部分トロンボプラスチン時間（APTT）	sec	24.7〜38.7	● 時間延長で出血傾向 ● 凝固機能に異常はないか ● PT-INRは抗凝固薬のコントロールに使用される。周術期に目標とされる値にコントロールされているか。 ● 硬膜外麻酔・脊髄くも膜下麻酔は可能か。
プロトロンビン時間（PT）	sec	11.3〜14.3	
プロトロンビン時間国際標準比（PT-INR）		0.9〜1.1	
総蛋白（TP）	g/dL	6.6〜8.1	● ↓：低栄養・肝腎機能障害 ● 術前栄養指導が必要か ● 褥瘡リスクはあるか（本項「褥瘡リスクの確認」p.40を参照）
アルブミン（Alb）	g/dL	4.1〜5.1	
コリンエステラーゼ（ChE）	U/L	男性　240〜486 女性　201〜421	
AST（GOT）	U/L	13〜30	● ↑：肝機能障害 ● 麻酔薬の作用遷延や増強のリスク、使用薬の検討 ● 急性肝炎の場合、術後の肝不全リスクが高く手術延期
ALT（GPT）	U/L	10〜40	
γ-GTP	U/L	13〜64	

検査項目	単位	基準値	特に注意したい内容および対応 （↑：値の上昇、↓：値の低下）
クレアチニン（Cr）	mg/dL	0.65〜1.07	● Cr・BUN↑/eGFR↓：腎機能障害 ● 麻酔薬の作用遷延や増強のリスク、使用薬の検討 ＊特に術中抗菌薬、NSAIDs使用などで通常と異なる対応が必要な場合がある。
尿素窒素（BUN）	mg/dL	8〜20	
推算糸球体濾過量（eGFR）	mL/min/1.73m²	60以上	
CK（CPK）	U/L	男性　59〜248 女性　41〜153	● ↑：心筋障害・悪性高熱症（3章コラム「悪性高熱症」p.62を参照）
Na	mEq/L	138〜145	● 電解質異常を来す障害はないか（腎機能障害・脱水など） ● 電解質異常では不整脈が引き起こされる場合がある。 ● 高K血症ではKを含まない輸液の使用など注意が必要である。
K	mEq/L	3.6〜4.8	
Cl	mEq/L	101〜108	
Ca	mg/dL	8.8〜10.1	
HbA1c	%	4.6〜6.2	● ↑：糖尿病（本項「糖尿病」p.36を参照） ● 術中使用薬・検査（血糖・尿ケトン・尿糖）などの確認
血清グルコース	mg/dL	73〜109	

（文献11を参考に作成）

周術期管理で注意すべき情報

アレルギー

　周術期には、さまざまな薬剤や医療機器を使用するため、アレルゲンとなるものがないか注意が必要です。アレルギーがある場合には、カルテに記載するなどして全職種が情報共有できるようにし、「手術安全チェックリスト」のサインイン（8章①「手術安全チェックリスト」p.180を参照）でも情報を確認します。また、アレルゲンとなるものは使用禁忌とします。

根拠　手術中に使用する薬剤や資材物品によっては、患者のアレルギー源となり、周術期に重大なアナフィラキシーショックなどを起こす原因になる可能性もある。そのため、具体的にどの薬品や食物や物品でアレルギーが発生したのかを確認する。

注意！　喘息の既往がある患者は、薬剤によるアレルギーが多く現れると言われている[12]。造影剤やアスピリンで発作が起こったことがないかも確認する。

悪性高熱症

　悪性高熱症は常染色体優性遺伝の筋肉疾患で、全身麻酔の重篤な合併症の一つです。全身麻酔の経験がある場合、悪性高熱症と診断されたことがないか、血縁者に悪性高熱に罹患した人がいないか確認します。

注意！　「悪性高熱症」という言葉を知らないことがあるため、「血縁者で、全身麻酔をかけた際、手術中に高熱が出たことや、それで亡くなった方はいませんか？」「血縁者で、筋肉の疾患（進行性筋ジストロフィーやセントラルコア病など）で治療中の方や熱中症で亡くなった方はいませんか？」と具体的に確認しましょう。

内服薬・サプリメント健康食品

　内服薬によっては、術中の血圧低下や出血や血栓症のリスクを高める薬剤もあり、周術期に休薬が必要な場合があります。術前の休薬が行われていない場合、手術が延期になります。休薬が守られているか確認します。

　調剤内容、服用状況の把握・鑑別、周術期に休薬考慮が必要な薬剤に対する休薬指導、薬剤アレルギーの把握は薬剤師が行います。

休薬を考慮しなければならない薬剤

抗凝固薬	アピキサバン（エリキュース®） エドキサバントシル酸塩（リクシアナ®） ダビガトランエテキシラートメタンスルホン酸塩（プラザキサ®） リバーロキサバン（イグザレルト®） ワルファリン（ワーファリン®）など
抗血小板薬	アスピリン（バイアスピリン®／バファリン®／タケルダ®） イコサペント酸エチル（エパデール®／ロトリガ®／EPA・DHA含有健康食品） クロピドグレル硫酸塩（プラビックス®／コンプラビン®） サルポグレラート塩酸塩（アンプラーグ®）など
抗血小板作用を有する薬剤	イフェンプロジル酒石酸塩（セロクラール®） ジピリダモール（ペルサンチン®） リマプロスト アルファデクス（オパルモン®）など
SERM／EE薬	バゼドキシフェン（ビビアント®） ラロキシフェン（エビスタ®） エチニルエストラジオール（EE）製剤（アンジュ®21、アンジュ®28／オーソ®777、オーソ®M-21／ヤーズ®／ルナベル®）など

よくあるギモン

なぜ、SERM／EE薬は周術期に休薬する必要があるのですか？
　月経困難症治療薬や骨粗鬆症治療薬である女性ホルモン剤は、血液凝固能を亢進し血栓性リスクを有するという報告があります[13]。そのため、薬剤に応じた休薬が必要となります。

これも覚えておこう！

長期ステロイド投与患者に対するステロイドカバー
　長期間にわたりステロイド投与を行っている場合、血液中に副腎皮質ホルモンが多く存在することとなり、副腎皮質刺激ホルモン放出ホルモン（CRH）や副腎皮質刺激ホルモン（ACTH）の分泌が抑制され、副腎皮質の機能低下が引き起こされることがあります。こうした場合、手術侵襲に対する反応として副腎皮質から分泌されるコルチゾール量が不足し、低血糖や意識障害、循環虚脱など（副腎クリーゼ）が引き起こされる危険性があります。これを防ぐために、周術期で必要なステロイドを投与するステロイドカバーを行います。ステロイド投与を行っている場合、ステロイドカバーの術前指示状況を把握し守れているか確認します。

飲酒の有無
　飲酒は術後せん妄の発生要因の一つとされ、また長期間の飲酒では肝機能障害を起こしている場合があります。麻酔や手術は障害をより増悪させるリスクとなることから、術前4週間前から禁酒することが望ましいと考えます[14]（2章②「術前ケア」の「禁酒指導」p.46参照）。

関節可動域の確認
　安全に問題なく手術体位がとれるかを確認し、術中体位固定時の問題点抽出、術後の疼痛出現リスクの低減に向けた取り組みにつなげます（4章①「手術体位の基本」p.76を参照）。術前に神経麻痺やしびれ、身体の疼痛があれば、疼痛箇所や程度を確認して情報共有しておきます。

褥瘡リスクの確認
　手術を受ける患者は、麻酔により活動性、可動性、知覚、認知機能が低下します。さらに全身麻酔下では、長時間にわたり同一体位をとるため、麻酔をかけていない状況に比べて接触圧が高くなります。このほか、術中のベッドローテーションによるずれ、術野洗浄や低体温、発汗による湿潤などから、手術患者は皮膚トラブルのハイリスクであると言えます。

術前情報をもとに、皮膚障害および褥瘡の予防策を計画します（4 章①「手術体位の基本」p.76、②「体位別の体位固定」p.83 を参照）。

確認項目

☑ 皮膚の状態（褥瘡の有無、骨突出、乾燥、スキンテアの有無や発生歴）
　※スキンテア：摩擦やずれによって生じる真皮深層までの損傷。特に高齢者などで皮膚が脆弱な場合、医療用テープを剥がす際や四肢をぶつけた際などに生じる。
☑ 肥満度
☑ 栄養状態：Alb 低値（3.5g/dL 以下では褥瘡リスクが高い）

コミュニケーションを妨げる問題はないか

　手術室では、さまざまな処置が行われ説明が必要となるため、ケアを行う上でコミュニケーションを妨げる問題がないかを評価することはとても重要です。また、視覚障害がある場合、転倒転落防止のため入室時や移動の工夫を行います。

確認項目

☑ 難聴：患者の聞こえの程度に応じて声かけ時の音量や音程を調節する。補聴器を装着している場合は、補聴器を外した場合、どの程度聞こえるのか、ほかのデバイス（もしもしフォンや筆談など）が必要なのかも確認する。
☑ 発語障害：気管孔などがあり発声困難な場合には筆談を実施する。発語障害の原因に応じてコミュニケーション方法の工夫などが必要になる。
☑ 日本語が話せるか：必要時、通訳の介入などを検討する。
☑ 視覚障害：見え方の程度についても評価する。緑内障や網膜剥離の既往などでは視野欠損が見られる。「歩行時に障害物に気づかずぶつかってしまうことがないか」など、具体的に確認する。

精神的支援に関する内容

確認項目

☑ 手術の受け入れ状況、手術内容や術後経過に対する理解度：患者の年齢（小児など）や認知機能によって手術に対する受け入れや認知度が異なる。患者にどのような説明を行い、どのように手術を意思決定しているかを把握し、手術に関わるメンバーが共通認識を持ち、説明に一貫性を持った支援が重要である。
☑ キーパーソンおよび患者の支援者の有無、手術当日の付き添い者：患者の支援者がいるのか、手術に関する説明は誰にどこまで話してよいのかなど、特に周術期患者が自分で判断できない状況で何か判断しなければならない場面や説明を行う際などに重要である。
☑ 手術や麻酔など手術を受ける上で不安に感じていることの有無

よくあるギモン

手術の不安に対してどんなケアを行うのですか？
　よく「手術に対する不安」と表現することがあります。患者は、手術を受けることや手術や麻酔に対する不安を感じる一方、手術を受けることで病気の完治や症状の改善などに期待を持つこともあります。しかし、患者背景によって、何に対して不安なのか、その内容や程度は異なります。また、不安を誰にも言葉に出せず抱えている場合もあります。まずは、患者が気持ちを表出できる雰囲気づくりを行い、患者が自分の気持ちに寄り添ってくれていると感じられるような傾聴する姿勢を持ちましょう。その中で患者に必要な、具体的対策を講じることができることもあります。また、不眠や食事が食べられないなどの身体症状が出ていないか注意し、身体症状がある場合には担当医に相談して必要な介入を行います。

ラテックス（latex）とは、ゴム植物の樹皮を傷つけた際に分泌する乳白色の液体のことで、天然ゴムの原料です。この原料を使用した製品として、医療現場では手袋やカテーテル、駆血帯、絆創膏、血圧測定用のカフなどがあります。家庭で使用するものには風船、炊事用手袋、下着のゴム、輪ゴム、消しゴムなどあります。ラテックスアレルギーは、天然ゴム製品に含まれているラテックス蛋白質が皮膚から体内に侵入してアレルゲンとして作用することで起こります。

【ラテックスアレルギーで起こる症状】

患者にラテックスアレルギーがあることを事前に把握しておけば、ラテックス製品を使用しないように対処できます。しかし、把握できていなかったときは、ラテックスアレルギー患者にラテックス製品を使用する可能性があります。ラテックス手袋を装着して腹腔内操作を行った場合、即時性の場合は、天然ゴム製品に曝露されてから数分以内にさまざまな症状が発症します（図）[15]。皮膚の掻痒感、紅斑、蕁麻疹が生じ、重篤な場合は気管支喘息様（息苦しさ、喘鳴など）の呼吸器症状や血圧低下が発症する場合もあります。

【具体的な問診】

医療従事者、医療処置を繰り返し実施している患者、また天然ゴム製品手袋の使用頻度が高い職業に従事している人はラテックスアレルギーのハイリスクグループです。そのため、患者の職業（医療従事者やゴム製品製造工場勤務者など）、医療処置を繰り返すような先天性疾患（二分脊椎、先天異常などでの頻回手術歴）を確認します。また、ラテックスフルーツ症候群といって、野菜や果物などに対して即時性のアレルギー反応を生じる人がいます。メロン、キウイフルーツ、マンゴー、栗、桃などを食べた際、口腔アレルギー症状（食品摂取後に口腔内違和感やピリピリ感が生じる）がないか、術前に確認する必要があります。

【手術室のどの物品がゴム製品なのかを把握する】

自施設で使用している物品のどれがラテックス製品なのか、またラテックスフリー製品なのかを知っておくことが重要です。

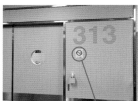

手術室にラテックスアレルギーがあることを掲示して、医療スタッフに周知する。

日本アレルギー学会 Anaphylaxis 対策特別委員会「アナフィラキシーガイドライン」より[15]
（Simons FE, et al. WAO Journal 2011; 4: 13-37、Simons FE. J Allergy ClinImmunol2010; 125: S161-81、Simons FE, et al. アレルギー2013; 62: 1464-500 を改変）

1. 皮膚症状（全身の発疹、掻痒、または紅斑）、または粘膜症状（口唇・舌・口蓋垂の腫脹など）のいずれかが存在し、急速に（数分～数時間以内）発現する症状で、かつ下記 a、b の少なくとも 1 つを伴う。

さらに少なくとも右の 1 つを伴う

皮膚・粘膜症状

a. 呼吸器症状（呼吸困難、気道狭窄、喘鳴、低酸素血症）

b. 循環器症状（血圧低下、意識障害）

2. 一般的にアレルゲンとなりうるものへの曝露の後、急速に（数分～数時間以内）発現する以下の症状のうち、2 つ以上を伴う。

a. 皮膚・粘膜症状（全身の発疹、掻痒、紅潮、浮腫）

b. 呼吸器症状（呼吸困難、気道狭窄、喘鳴、低酸素血症）

c. 循環器症状（血圧低下、意識障害）

d. 持続する消化器症状（腹部疝痛、嘔吐）

3. 当該患者におけるアレルゲンへの曝露後の急速な（数分～数時間以内）血圧低下。

血圧低下

収縮期血圧低下の定義：平常時血圧の 70％未満または下記
生後 1 カ月～11 カ月 ＜ 70mmHg
1～10 歳 ＜ 70mmHg ＋（2× 年齢）
11 歳～成人 ＜ 90mmHg

（植田優子）

② 術前ケア

術後合併症を予防し、患者が手術療法を受け入れ、心身の術前準備が整えられるよう支援します。術前ケアは、手術室看護師のほか、外来看護師や病棟看護師が実施するなど、施設によって異なります。ここでは、術前ケアの内容を知り、自施設の状況を踏まえて各部門と連携した周術期のケアにつなげましょう。

🐾 患者教育支援（オリエンテーション）

患者が手術や術後の状態をイメージできるよう支援し、患者の不安軽減や医療協力につなげ、身体的・精神的・社会的に、より良い状態で手術が受けられるようにします。

オリエンテーションの内容（例）
- 術前準備：口腔ケア、禁煙・禁酒、スキンケア、手術までの過ごし方や身体準備など
- 手術までの流れ：術前検査、術前外来受診、既往歴に応じて各診療科の受診など
- 手術当日の流れ：身体準備（絶食時間、飲水制限、入室時の服装など）、手術室入室方法、手術室内の流れなど
- 術後の経過：術後の状態、術後合併症予防（疼痛コントロール、呼吸法、離床など）

＊動画やパンフレットを使用するなど、各施設で理解しやすいよう工夫されている。

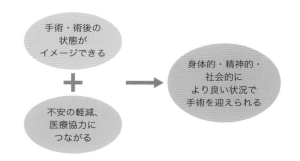

根拠 術前から関わることで、術後の様子や注意点の必要性などを理解する時間的・心理的余裕が生じる。正確かつ一貫した具体的な情報を提供し、個々の術前後の課題実行を助け、患者自身が手術というストレスに対処し、手術療法に向かっていけるよう支援する。

🐾 呼吸器合併症予防のための支援

主な合併症は、肺炎と無気肺です。術後は、気管挿管による気道分泌物の増加に加え、術後創部痛や疼痛への不安から咳や深呼吸が難しい場合、喀痰が貯留しやすく、肺活量を低下させるような手術操作（食道・肝臓手術など横隔膜に侵襲が加わる場合、胸部手術）などから、呼吸器合併症を引き起こしやすくなります。術前評価をもとに、必要な予防のための支援を行います。

🎗 呼吸訓練や喀痰の練習

術前から呼吸訓練を行っている方が術後の呼吸器合併症発症のリスクは低いと言われています。

内容
- ☑ 呼吸訓練の種類に応じた目的や必要性、実施方法の説明
- ☑ 正しく継続して実施できているかの確認

43

呼吸訓練器の使用

　肺を膨らませ、呼吸機能の維持・拡大を図ります。呼吸訓練器にはさまざまな種類があり、それに応じた使用方法を必ず説明書で確認して支援します。

呼吸訓練器の種類

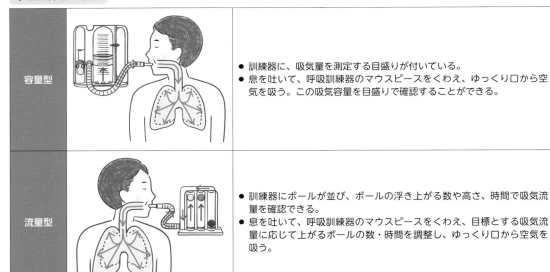

容量型		● 訓練器に、吸気量を測定する目盛りが付いている。 ● 息を吐いて、呼吸訓練器のマウスピースをくわえ、ゆっくり口から空気を吸う。この吸気容量を目盛りで確認することができる。
流量型		● 訓練器にボールが並び、ボールの浮き上がる数や高さ、時間で吸気流量を確認できる。 ● 息を吐いて、呼吸訓練器のマウスピースをくわえ、目標とする吸気流量に応じて上がるボールの数・時間を調整し、ゆっくり口から空気を吸う。

腹式呼吸

　横隔膜を動かして肺を膨らませる効率的な呼吸を行います。

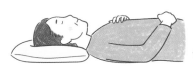
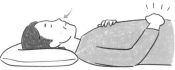
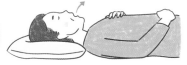

仰向けになり膝を軽く曲げ、手を胸とお腹に置く。

鼻から息を吸う。お腹を膨らませる。
※胸に置いた手で胸があまり動かないことを確認する。

口をすぼめてゆっくり息を吐く。お腹が自然にへこむのを感じる。

ハフィングによる喀痰

　気道上部に痰を移動させ、貯留した痰の喀出を行います。

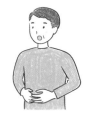
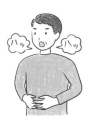
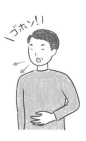

腹式呼吸後にゆっくり深呼吸を繰り返す。

お腹に手を当てて腹筋を使いながら「ハッ、ハッ」と小刻みに息を出す。

痰が喉まで上がってきたら咳をしながら痰を出す。

口腔ケア

気管挿管中は口が開いたままとなり、歯垢に含まれる微生物が増加します。こうした唾液や口腔内分泌物が気管に流れることで、肺炎を誘発するリスクとなるため口腔ケアが大切です。

内容
- ☑ 口腔内清潔の実施状況の確認
- ☑ 口腔内清潔の必要性や方法についての説明
  - ※総義歯で歯がない場合でも口腔内清掃を行う。
- ☑ 歯科受診
  - ※歯科が介入し口腔内清掃を行った場合でも、口腔内の状況や口腔内の清潔が保たれているか確認する。

これも覚えておこう！

小児や歯周病などで動揺歯がある場合は、気管挿管で歯が破折したり抜け落ちる可能性があります。歯科を受診し、手術前にマウスピースを作成して手術中に使用することで歯を保護し、気管内に落ちるリスクを予防できます。マウスピース持参の有無について術前情報で確認します。

禁煙指導

喫煙は、周術期の合併症のリスクを高めるため（2章①「術前評価」の「喫煙」p.32を参照）、術前に禁煙指導を行います。

内容
- ☑ 喫煙状況（1日何本、何年間吸っているのか）の確認
- ☑ 患者の禁煙に対する準備状況の評価
- ☑ 禁煙指導
  - ※喫煙が周術期にどのような影響を及ぼすかを情報提供し、具体的に必要性を説明する。
  - ※喫煙する家族がいる場合には一緒に禁煙してもらうことや、術前外来で同席した家族から禁煙を促してもらうなど、家族を含めた禁煙指導が必要である。

具体的な声かけの例

「タバコを吸うことで、気管粘膜の痰を運ぶ能力が弱まります。喫煙を続けていると、痰が多く気管に溜まりやすく、無気肺や肺炎などの呼吸器合併症のリスクが高くなります」

「タバコの煙に含まれる一酸化炭素は赤血球の酸素運搬を妨げます。これは、一酸化炭素が酸素よりも200倍赤血球に結びつきやすいからです。これによって、組織への酸素運搬が減少し、術後の傷の治りが遅れる可能性があります」

栄養・禁酒に関する支援

栄養指導

低栄養状態は、術後の創傷治癒の遅延や創部感染、縫合不全、褥瘡形成リスクの増加など、術後の経過に大きく関わってきます。そのため、術前に栄養状態の評価を行い、必要に応じて栄養状態を改善するための支援を行います。

内容
- ☑ 栄養状態の評価
- ☑ 栄養指導が必要な場合、管理栄養士が介入する。
  - ※現在の食生活の確認
  - ※食生活の是正：エネルギー強化、蛋白質強化、欠食の是正、間食の摂取方法、糖尿病や腎臓病などの既往歴に準じた指導など
  - ※早急に栄養摂取の必要がある場合には、経口的な栄養補充製剤の摂取
  - ※嚥下能力を評価し、誤嚥を防ぎ、患者能力に応じた栄養補給方法の調整

栄養管理の指標（欧州臨床栄養学会〔ESPEN〕ガイドラインより）

- ☑ 6 カ月で 10〜15％以上の体重減少
- ☑ BMI ＜ 18.5 の低体重
- ☑ SGA グレード C の栄養不良（SGA：栄養アセスメントツールの一つ。a 病歴：体重変化、食事摂取量の変化、消化器症状、機能障害、疾患と栄養必要量、b 身体所見：脂肪の減少、筋量減少、浮腫・腹水、から評価する）
- ☑ 血清アルブミン ≦ 3.0g/dL
- ☑ 低栄養でなくても術中・術後に 7 日間以上の絶食が予測される場合、または 10 日以上栄養必要量の 60％未満の摂取が予測される場合

＊これらいずれかに該当する場合には、積極的栄養管理を推奨

注意！　血清アルブミン

血清アルブミンは、肝機能障害、炎症や腹水など蛋白質の喪失でも減少を示すため、これらの原因がないか総合的に評価する。血球半減期が 14〜21 日と長いため、検査時の数値は 3 週間前の栄養状態を表す。すなわち、栄養を摂取して約 3 週間で血液データに反映されることになる。低栄養の場合はできる限り栄養状態を改善しておくことが大切である。

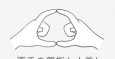

周術期に問題となるサルコペニア

サルコペニアとは、筋肉（sarx）と減少（penia）を意味し、老年期やその他の疾患によって引き起こされます。周術期は、手術侵襲に対する反応として体内の異化が進みます。その際、筋蛋白質の異化も進むため、術前の筋肉量は手術後の予後に影響します。65 歳以上の高齢者で術前からサルコペニアがある場合、周術期合併症が増加することがわかっています。術前の栄養管理のほか運動療法（ウォーキングなどの持久力トレーニング：持久力維持、抗炎症作用やインスリン抵抗性の改善を図る、スクワットやつま先立ちなどのレジスタンストレーニング：加齢によるサルコペニアの予防および治療）も行われます。

看護師がサルコペニアを簡単にできる評価として「指輪っかテスト」があります。下腿の一番太い部分が両手の親指と人差し指で作った輪っかより小さく隙間ができれば、サルコペニアである可能性が高いです。

両手の親指と人差し指で輪を作る。

利き足ではない方のふくらはぎの一番太い部分にあてる。

サルコペニアの可能性

低　　　　　　　　　　高

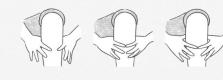

🐾 禁酒指導

日常的にアルコールを多飲している場合、創傷治癒の遷延、心血管系の合併症や出血量の増加といったリスクを高めます。入院後に断酒することでアルコール離脱症状（手の震え、気持ちが落ち着かない、幻聴や幻覚）が 2〜3 日後に発生する場合があったり術後せん妄因子でもあり、術前に禁酒指導を行います。

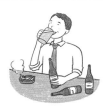

内容

- ☑ 飲酒状況（何をどれくらい飲んでいるのか）の確認
- ☑ 禁酒指導
　※飲酒が周術期にどのような影響を及ぼすかを具体的に述べ、必要性を説明する。

🐾 皮膚障害を予防するための支援

周術期は皮膚障害リスクが高くなります。術前から、皮膚の保護および機能低下を防ぐための支援を行います。

内容
- ☑ 皮膚状態の確認（乾燥、褥瘡・スキンテアなどの皮膚障害の有無）
- ☑ スキンケア方法の説明
  ※入院時には保湿剤を持参してもらい、入院中もスキンケアを継続する。
- ☑ 皮膚障害などがあり特別なケアが必要な場合、皮膚・排泄ケア認定看護師や皮膚科が介入する。

スキンケアの基本
- ● 洗浄：術前から皮膚の清潔を保つようにし、洗浄時は皮膚の摩擦を避けるため泡で優しく洗う。
- ● 保湿：洗浄によって低下した皮膚のバリア機能を回復させる。保湿剤を塗る場合には、皮膚をこすらず押さえるように塗る。
- ● 保護：皮膚の損傷を防ぐ。寝衣のゴム部分は締め付けないものを選ぶ。寝具のしわが皮膚を圧迫しないようにする。爪は短くして皮膚の損傷を防ぐ。粘着テープを使用する際には、粘着力の低い低刺激のものを使用し、除去する際には優しく剥がす。

 注意！ 洗浄すると汚れと共にバリア機能を持つ皮脂が除去されるため、保湿が必要である。

🐾 ワクチン接種についての支援

手術侵襲や麻酔により免疫力が抑制され[16]、抗体産生に影響する可能性があることや、副反応と術後合併症との判別が困難になることなどから、予防接種後の全身麻酔・手術は、生ワクチンでは3週間以上、不活化ワクチンでは1週間期間をあけるのがよいと考えられています[16]。

内容
- ☑ ワクチン接種予定の有無を確認
- ☑ 予定がある場合、主治医に相談できるよう支援する
- ＊小児の場合、複数の定期のワクチン接種があるため注意が必要

🐾 術後せん妄リスクの把握

術後せん妄は手術や麻酔をきっかけに発症し、不安、術後疼痛、悪心などの苦痛や体動抑制による環境の変化などから一過性の認知機能障害を起こします。せん妄を発症すると、周術期合併症を高めるため、せん妄リスクを評価して支援を行います。

せん妄にはさまざまな因子が関与します。因子は、準備因子・直接因子・促進因子に分けられます（表）。因子が多いほど術後せん妄のリスクが高いと考えます。

内容
- ☑ 患者情報からせん妄因子の有無を確認し、リスクを評価する。
- ☑ リスクとなる因子の除去への支援
- ☑ ハイリスクでは、術前から院内サポートチームが介入

準備因子	高齢（70歳以上が目安）、認知症（認知機能障害を含む）、脳器質性疾患（脳梗塞、脳出血、頚部外傷など）、せん妄の既往、アルコール多飲[17]
直接因子	手術や薬物（オピオイド、抗コリン薬、睡眠薬など）、脱水、低酸素血症、感染、低血糖、貧血など
促進因子	環境の変化、患者の身体的・精神的苦痛（疼痛、呼吸困難、便秘、排尿障害、尿閉、睡眠のリズム障害、体動抑制など）

　せん妄を焚火の「火」にたとえ、「火」が燃える（せん妄になる）ためには、下地となる「薪（準備因子）」と、火をつける「ライター（直接因子）」、そして火がつきやすく燃え続けるための「油（促進因子）」が関与するとされています [18]。

せん妄＝火

直接因子
（ライター）
引き金

誘発・
促進因子
（油）
促進・遷延化

準備因子
（薪）
起こりやすい素因

🐾 意思決定支援

　意思決定とは、「ある目的を達成するために複数の選択可能な代替的手段の中から最適なものを選ぶこと。熟慮した上でリスクを伴う選択を行う『決断』も意思決定に含まれる。この決断・自己決定には『主体性』『責任性』『自律性』が含まれるものである」とされています [19]。患者だけでなく家族も含めて、治療に対する思いを聞き、疑問や迷いがある場合、何が原因なのかを明らかにし、患者・家族にとって最良の決断ができるようにサポートしていきます。

内容
☑ 病気や手術療法に対する受け入れ状況の確認
　　患者自身が医師からの説明で、治療の選択肢の中から「手術」を選択し、納得できているのか。納得できていないのであれば、医師からの説明を追加する。
☑ 治療生活で問題はないか（術前・術後）、支援者はいるか、キーパーソン
☑ 患者が意思決定するにあたり、不安材料がある場合には、その不安が解消されるように必要な介入を行う。
【介入例】
● 人工肛門に対する不安がある場合：皮膚・排泄ケア認定看護師との面談計画
● がん告知の受け入れができない場合や不安が強い場合：がん看護外来の受診

「意思決定支援」と聞くと難しいです。どうすればよいですか？
　術前外来や術前訪問の中で、患者の治療に対する思いや手術をしようと決心したプロセスを聞くことで、患者の手術に対する思いの整理やこれから頑張ろうという気持ちを引き出すきっかけになることがあります。外来看護師や病棟看護師と情報を共有し、まず患者の治療に対する思いを聞くことが大切です。

（植田優子）

③ 術前外来・術前訪問

術前外来および術前訪問の目的や対象、その流れを把握し、患者・医療者双方にとって「安全」「安心」な手術に備えます。

術前外来の目的と実際

患者が安全に手術を受けられるようにするためには、しっかりと術前評価を行い、術前準備を整えることが重要です。そこで、外科医・麻酔科医・看護師・薬剤師・歯科・管理栄養士・作業療法士などさまざまな専門家が連携し、患者に効率的かつ質の高い医療を提供します。

術前外来では麻酔科医や看護師が面談し、術前準備状況の確認および術前情報をもとに術前評価を行い、必要時は専門家による支援介入へとつなげます。

> **術前外来の目的**
> - 患者が「安全」「安心」して手術に臨むことができる。
> - 医療者側が「安全」「安心」な周術期環境を提供する。
> - 患者に対して「手術」による侵襲を最小限に抑える。

外来および術前外来の流れ（例）

外来の流れ

| 手術決定 |

担当医：術前検査予約、予定術式、手術予定時間、希望麻酔方法
外来看護師：喫煙歴、既往歴、アレルギーの有無、クリニカルパスの説明や指導
入院係：禁煙外来、歯科、栄養相談、術前外来の予約（事務）、入院説明

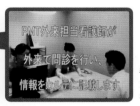

| 術前準備期間 |

血液検査、肺機能検査、心電図、胸部 X 線
歯科受診（全身麻酔時）
必要時受診：糖尿病内科、循環器内科、禁煙外来、栄養指導

| 術前外来 |

（次頁「術前外来の流れ」を参照）

手術前オリエンテーション
麻酔科医、看護師、薬剤師面談

患者待合室

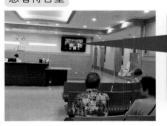

PMT外来担当看護師が外来で問診を行い、情報をカルテに記載します

手術オリエンテーションや周術期の注意事項を DVD 化して上映

| 入院・手術の予定・計画を組む |

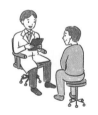
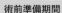
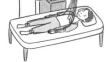

術前外来の流れ

1 手術オリエンテーション DVD の視聴

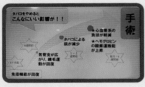 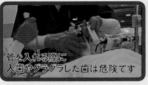 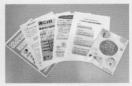

各種パンフレットを準備して患者に見てもらう。

術前外来での手術オリエンテーション DVD の一部

2 術前外来看護師面談（身体検査、問診、看護計画の立案、手術に関わる患者指導など）

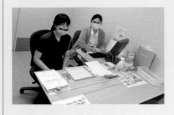

3 薬剤師面談

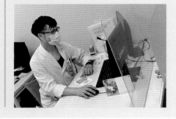

4 一般的な麻酔説明

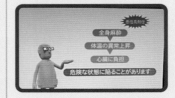

5 入院前生活情報の確認、入退院支援計画書作成など、入院サポート看護師の面談

6 栄養指導（低栄養時：必要時追加）

7 麻酔科術前診察（麻酔同意書の取得、必要時は他科受診の追加）

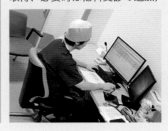

これも覚えておこう！

ASA-PS 分類

　麻酔科診察で、患者を ASA-PS 分類（American Society of Anesthesiologists Physical Status Classification）で評価していることがあります。分類が高いほど麻酔管理中の死亡率が高くなります。手術のリスク評価を行い、リスクに応じた準備を行います。

Class 1	全身状態が良好な患者
Class 2	軽度の全身疾患を有する患者
Class 3	日常生活が制限されるような全身疾患をもつ患者
Class 4	常に生命を脅かされるような重度の全身疾患をもつ患者
Class 5	手術をしないと生存ができないような瀕死の患者
Class 6	臓器移植のドナーとなる患者

＊緊急手術では数字の後に E をつける。

よくあるギモン

術前外来看護師は何をしますか？

　術前外来は、手術室・病棟・外来の看護師が担当しています。術前にカルテから術前検査・既往歴・手術歴などの情報を収集し患者状態を把握し、カルテの術前外来専用のテンプレートへ入力します。そして、面談の際に患者へ確認する項目をピックアップしておきます。面談後、身体診察した結果や患者に確認した項目の問診情報、周術期に必要なアセスメントをカルテに入力し、看護計画立案に役立てます。

🐾 術前訪問の目的・実際

術前訪問の目的
- 患者と面識を持つ（患者誤認防止の目的も大きい）。
- 患者の情報収集を行う。
- 情報をもとに看護上の問題点を抽出し、麻酔・手術が安全に行えるように看護計画を立案する。
- 患者や家族の意思や要望を取り入れ、患者と共に患者参加型看護計画を立案する。
- 面談を通じて患者の心理状態や訴えを聞き、不安の緩和に努める
- さまざまな処置への協力を得て、手術室入室から麻酔導入までを円滑にする。
- 病棟看護師や医師との連携を図る。
- 意思決定支援を行う。

📖 実施方法（例）

1. 患者の情報収集を行う。
   情報収集（項目は2章①「術前評価」を参照）：病名、手術部位、術式、手術体位、麻酔方法、手術予定時間など
2. 病室へ行く前に、病棟看護師から情報収取を行う。
   手術の受け入れ状況、術前準備状況、特別に注意や支援が必要なことがないかなど
3. 病室へ訪問し、氏名・生年月日の確認を行う。　※患者取違いの防止
4. 訪問の目的（当日に安心して手術を受けられるように準備するためであること）を説明し、面談を開始する。
   手術当日の流れの情報収集：不安や心配、疑問点などの有無、身体状態の確認（体型、後屈・手術体位保持に必要な可動域制限や麻痺・痺れの有無、機能障害の有無、皮膚状態など）
5. 術前訪問が終わったことを病棟看護師に伝達し、患者から知り得た情報を病棟看護師と共有する。
6. カルテに術前訪問記録を記載し、医療者が情報共有できるようにする。

ポイント

患者の訴えや質問・希望を聞き、術中の対策を患者と共に計画を立案する。

よくあるギモン

患者さんから病状を聞かれた場合、どうすればよいですか？
　患者の病状や手術・治療に関する事柄などは、医師が説明することが原則です。患者から、「私の病状はどの程度なのですか？」と質問された場合は、カルテを見て知っていても安易な返答を避け、「看護師からはお答えできないので、医師から説明します」と返答しましょう。医師に報告し、医師から説明する場を設けましょう。患者は「不安だから聞きやすい看護師に聞いてみたい」という思いがあるのかもしれません。患者の「不安な気持ち」を受容し、傾聴していきましょう。

これも覚えておこう！

術前訪問
　術前外来を実施している場合、必要に応じて実施します。
【対象患者】
- ADL制限のある患者　➡　四肢の可動域制限がある場合
- 円背があり、手術体位を保持できないと予想される場合
- 皮膚トラブルのリスクがあり、テープ類の選択などを慎重に行う必要がある場合
- アレルギーがあり、手術中の使用器材、投与薬剤に注意が必要と判断した場合
- 手術への不安が強い場合
- その他、手術中に注意を要するために術前訪問が望ましいと看護師がアセスメントした場合
- 術前外来実施患者で、手術前訪問が必要な場合
＊術前外来でもこれらの対象患者との面談時には、術前訪問が必要と判断し、カルテに記載する。

（植田優子）

④ 術後訪問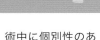

手術室看護師は、患者の既往歴や個別的な問題点などの術前情報を得て活用し、術中に個別性のある看護実践を行っています。術後訪問し、患者を直接見ること、直接意見を聞くことで、手術室看護師が提供した看護実践について評価し、今後の周術期看護の実践へ活用します。

術後訪問の目的

目的
- 患者の術後の状態（回復過程）を把握する（身体状況・心理状況）。
- 退室時、評価が未達成・継続となり病棟に引き継いだ看護計画を確認する。
- 周術期（術前・術中・術後）の看護実践について評価する。
- 評価をもとに今後の手術看護にいかし、看護の質の向上を目指す。

術後訪問が手術室看護師に与える影響・効果

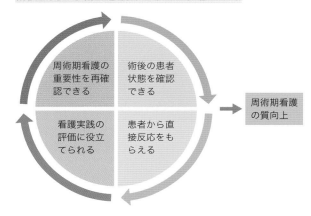

実施方法（例）

1. 未達成・継続として評価した看護問題、その後の病棟での経過を情報収集する。
2. 病室へ行く前に、病棟看護師から術後経過について情報収集を行う。
3. 病室へ訪問し、氏名・生年月日の確認を行う。
   ※患者取違いの防止
4. 訪問の目的（術中状況の説明および、術後経過で問題がないか確認し、必要なケアを行うためであること）を説明し、面談を開始する。
   ・患者に術中の状況を説明し、ねぎらいの言葉をかける。
   ・患者観察：身体所見で問題がないかを確認（次項参照）
5. 面談から、継続された看護問題を病棟看護師と共有し、必要時は病棟看護師と共に看護介入する。
6. 術後訪問での評価を、手術室内で情報共有して今後の手術看護にいかす。

　術後訪問は、可能な限り手術を担当した看護師が行います。訪室するタイミングは、患者の状態や手術経過によって変わります。当院では、手術翌日〜退院日までに実施できるように調整します。

🐾 患者観察

　手術終了後、術後訪問の時期によって、患者の回復状況が違います。その状況に応じた観察が必要です。術後訪問で患者の回復過程を知ること・患者を観察することで、自分の知識の裏付けや今後の具体的な患者説明にも活用できます。

■ 麻酔覚醒レベルの確認

　手術終了後から時間が経過していない場合、麻酔覚醒レベルを確認します。また、術後訪問で話を聞ける状況であるかの判断にもなります。

☑ 患者への声かけを行って、返答ができる、開眼や深呼吸ができる、手を握ることができるなど、指示を理解して従うことができる場合　➡全覚醒と判断
☑ 開眼しているが、すぐに眠ってしまう場合
　➡半覚醒と判断
　※話を聞き、正確な状況を確認することが難しい。

■ 呼吸・循環状態の確認

　手術終了後から時間が経過していない場合、特に麻酔薬の作用残存による呼吸・循環抑制、手術侵襲や出血などによる循環の問題がないかの確認が大切です。

確認項目
☑ バイタルサイン（表「呼吸・循環の観察項目」を参照）：訪室前にバイタルサイン値を確認し、観察した値との比較を行う。
☑ ドレーンの排液や性状、またはドレーン刺入部の腫脹の有無（ドレーンからの排液が見られない場合は貯留も考える）

注意！　普段からいびきや睡眠時無呼吸症候群がある場合には、気道閉塞のリスクがある。気道閉塞の原因として、ほかにも喉頭浮腫、分泌物や吐物での閉塞が考えられる。術式や術後の安静度によっても違うが、側臥位、枕を外しての下顎挙上などで対処する。麻薬の副作用では、呼吸回数の減少が見られ、必要時に拮抗薬などが使用される。

注意！　ドレーン排液が鮮血、排液量が100mL/時以上であると出血している可能性もあるので、医師への報告が必要である。

呼吸・循環の観察項目

	項目
呼吸状態で確認すること	呼吸数、呼吸の深さ、呼吸のリズム、SpO_2 値、呼吸音、胸の持ち上がり、気道閉塞の有無（上気道も聴診し、吸気・呼気に雑音がないか）
循環動態で確認すること	血圧、脈拍、不整脈の有無、体温、顔色、爪の色、四肢冷感の有無、輸液量、尿量、心電図モニター波形（必要時）、ドレーン排液量と性状

これも覚えておこう！

高血圧・低血圧の要因と対処法

患者の既往歴や術前状態・手術内容によって目標血圧値が変わるので、医療者間でコミュニケーションを図り、安全に管理できる血圧を理解しましょう。

	要因	対処方法
高血圧	疼痛、シバリング、低酸素血症、高二酸化炭素血症、術前からの血圧コントロール不良、相対性な高血圧	疼痛を評価して鎮痛薬投与、保温・加温酸素化の正常化、降圧薬投与など術後の目標血圧の確認・維持
低血圧	循環血液量の減少（出血や脱水）、心筋虚血や心タンポナーデ（心臓術後）による駆出障害、敗血症性ショック、アナフィラキシーショックによる末梢血管の異常、相対的な低血圧	輸液負荷、昇圧薬投与12 誘導心電図急変時は緊急対応

■ 悪心・嘔吐の有無

　術後に悪心や嘔吐を繰り返すことがあり、postoperative nausea and vomiting（PONV）と言われます。（5章⑤「覚醒・抜管時の観察とケア」の「術後悪心・嘔吐（PONV）のリスク因子」p.128 を参照）。術後悪心・嘔吐の確認を行い、必要時には制吐薬の使用などで対応します。

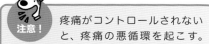

> **注意！** 緊急手術で食事制限なくフルストマック状態での手術であった場合は、術後の嘔吐リスクが高くなる。嘔吐しそうなら、誤嚥しないように側臥位とした上で我慢せずに出してもらうようにする。

■ 嗄声・咽頭痛の有無

　嗄声・咽頭痛の原因として、気管チューブ挿入時の声門損傷やカフによる気管周囲の反回神経の圧迫などが考えられます。嗄声の症状は、多くが 1〜3 週間程度で消失します。嗄声の有無を確認し、あった場合には継続的な経過観察を行って評価できるよう病棟看護師に伝えます。

よくあるギモン

> **術後に喉の違和感を訴えた場合は、どうすればよいですか？**
> 　術後に喉の違和感や咽頭痛を訴える場合は、「術中に呼吸をサポートするために気管にチューブを入れて呼吸していたので、喉の違和感が生じています」と理由を伝えます。1〜3 週間で軽快することを伝え、それ以上続く場合は、反回神経麻痺の可能性もあるので医師に相談するように伝えましょう。

■ 術後疼痛管理

　術後の疼痛は、一般的に麻酔覚醒後 2〜8 時間にピークに達し、24〜36 時間頃にだんだん軽減していき、2〜3 日で軽くなると言われています[21]。患者と医療従事者の共通認識が図れるよう、疼痛評価スケールを使用して評価します。

> **注意！** 疼痛がコントロールされないと、疼痛の悪循環を起こす。疼痛の悪循環による組織損傷でプロスタグランジンやブラジキニンなどの発痛物質が産生され、血管拡張や組織の浮腫を起こす。それがさらに組織損傷を生じさせることで痛みが増強する。これを防ぐため、疼痛がある場合には鎮痛薬の使用など早期の対応が重要である。

視覚的評価尺度（visual analogue scale；VAS）

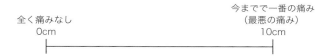

　紙の上に 10cm の線を引いて、左端に 0（全く痛みなし）、右端に 100（今までの一番強い痛み）と書き、患者に疼痛の程度を示してもらう。

数値的評価尺度（numerical rating scale；NRS）

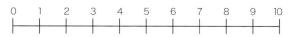

　0 から 10 までの 11 段階に分けて、現在の痛みがどの程度かを示してもらう。

フェイススケール（Wong-Baker pain rating scale；FRS）

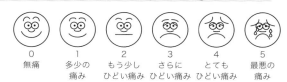

0	1	2	3	4	5
無痛	多少の痛み	もう少しひどい痛み	さらにひどい痛み	とてもひどい痛み	最悪の痛み

　患者の表情によって痛みの強さを判断する方法。主に高齢者や小児において数字で疼痛評価が困難な場合に使われる。

©1983 Wong-Baker FACES Foundation

＊患者の状態に合わせてスケールを選択して評価する。

これも覚えておこう！

疼痛コントロールは、患者の苦痛の緩和のみではなく、術後合併症予防にも重要です。疼痛により、痰喀出が困難となることで無気肺が、深呼吸ができずに浅い呼吸となることで頻呼吸、低酸素化、血圧上昇や心筋虚血、不整脈などの循環障害が、体動が制限されることで腸管の蠕動運動抑制が生じるなど、さまざまな悪影響につながります。

よくあるギモン

疼痛ケアのための支援として、どんなことをすればよいですか？

術前から、疼痛コントロールの重要性や対処方法、疼痛評価スケールなどの説明を行い、患者が疼痛コントロールに主体的に関われるよう支援します。具体的には、痛みを我慢しないこと、我慢できなくなってから鎮痛薬を使用しても効果の出現が遅くなること、過度な安静は創部以外の痛みを引き起こすこと、鎮痛薬を使用して術後リハビリを積極的に行うこと、術後は患者も一緒に疼痛評価を行うことなどを話します。

褥瘡・皮膚障害・神経障害の有無

手術による褥瘡や皮膚障害、神経障害が生じていないかを確認します。術直後だけでなく、数時間後に出現することもあるので、術後数日は全身の皮膚観察が大切です。

皮膚障害があった場合には、皮膚・排泄ケア認定看護師や病棟看護師と連携して対処します。神経障害があった場合には、リハビリテーションや治療が必要となることがあり、診療科医、病棟看護師に報告します。障害が生じた場合、原因の追究、今後の体位固定改善など、周術期を通した対策・ケアなどを考えることも重要です。

確認項目

【皮膚障害】

☑ 術中体位の褥瘡好発部位や体位固定具があたった場所に皮膚異常がないか。

☑ 医療関連機器圧迫損傷、術野を覆うために使用した覆布を皮膚に密着させるテープなどによる表皮剥離や発赤がないか。

【神経障害】

☑ 手術体位による疼痛や知覚異常、麻痺発症の有無

 ポイント

確認前に、術前の関節可動域、疼痛の有無、術中体位や工夫した点などについて情報収集する。術後訪問時には術中体位を説明し、疼痛が生じている箇所がないか、皮膚の異常がないかを確認・観察する。

せん妄を疑う所見の有無

せん妄は、その症状が出る前に落ち着きのなさ、不安、奇妙な行動など見られることがあります。術前評価のリスクをもとに、面談の中で言動や動作で様子が気になることがあれば病棟看護師と情報共有を行います。

これも覚えておこう！

せん妄リスクの高い患者では、身体に挿入されている点滴ルートやドレーンなどの事故抜去を予防する必要があります。患者の目につかないように寝衣の中に通したり、刺入部のループ固定、四肢の刺入部は患者に見えないように包帯で巻くといった工夫をしておきます。また、術後疼痛はせん妄の促進因子のため、疼痛コントロールも重要です。

（植田優子）

3章

外回り看護

1 環境整備と手術準備

術前準備は、①安全で円滑な手術を行う、②手術侵襲を受ける患者の生体を守るために最も重要です。術前評価をもとに、患者に応じた準備を行います。また、必要物品をそろえるだけではなく、安全に使用できることを確認します。

手術室内

- **空調**：空調の作動確認を行い、室温を 26〜28℃くらいに調節します[1]。
- 無影灯が付くことを確認し、患者の視野から可能な限り外しておきます。
- 患者の安全確保および精神的なストレスを軽減するための環境調整を行います（入室方法に合わせた環境、リラックスできるような BGM や、術前訪問で患者からリクエストされた音楽を流す、室内の整理整頓など）。

根拠 空調管理や低体温予防は手術部位感染（SSI）予防に重要である。

根拠 無影灯が患者の視野に入ることで、圧迫感や緊張感を高める場合がある。また、頭上の無影灯に自分の姿がうつることで恐怖感を感じる場合がある。

注意すべき情報および対処

- ☑ 年齢
- ☑ コミュニケーションを妨げる問題
- ☑ 精神支援に関する内容
- ☑ 認知機能
- ☑ 感染症

- 歩行、車椅子、ベッドでの入室、小児では入室時の鎮静や親同伴の入室、転倒リスクの高い患者など状況に応じて移動・ベッド移乗方法に合った準備を行う。
- 発語困難な場合には意思を伝えるブザーの準備を行う。
- 空気感染症患者では、空調を陰圧に設定する。

麻酔関連

- **麻酔器のパイピング**：酸素（緑色）、笑気（青）、空気（黄色）、余剰麻酔ガス排出装置などの配管末端（アウトレット）の破損がなく、接続後漏れがないか確認します。また、余剰ガスが排出されていることを流量計で確認します。
- 麻酔器の二酸化炭素吸収剤（呼気の二酸化炭素を吸収する）が紫色に変色していないことを確認します。

パイピング

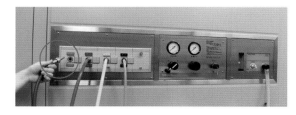

注意！ 手術ごとに、麻酔器が正常に作動するか（ガス供給、作動、呼吸回路の異常の有無など）、始業点検を行う。点検後はパイピングの接続を外さないように注意する。接続を変えた場合、その安全確認ができていないことになる。

- **気管挿管物品**：喉頭鏡、気管チューブ、スタイレット、キシロカインゼリー、カフ用注射器、固定用テープ、バイトブロック、吸引セット
- **その他**：硬膜外麻酔・神経ブロックなど麻酔方法に応じた物品

> **注意！** 喉頭鏡は使用する向きで持ち、ライトが明るいことを確認する。

注意すべき情報および対処

- ☑ 年齢
- ☑ BMI
- ☑ 術式・手術部位
- ☑ 麻酔方法
- ☑ 血液データ（凝固、腎・肝機能）
- ☑ 換気・気管挿管困難がないか
- ☑ 最終飲食・誤嚥リスク
- ☑ 悪性高熱症リスク
- ☑ アレルギー

- 既往歴やアレルギー、患者状況、麻酔導入方法によって使用する麻酔薬が異なるため、使用する麻酔薬を把握する（静脈麻酔ではTCIポンプを準備）（5章③「全身麻酔」p.116を参照）。
- 麻酔管理方法や術式によって気管チューブの種類（ラセンチューブ、分離肺換気用チューブなど）、年齢によりサイズ・麻酔導入方法が異なる。
- 気管挿管では、換気・気管挿管困難と判断された場合、その準備が必要である（5章④コラム「気道確保困難」p.125を参照）。
- 気管挿管時は咳嗽反射が消失するため、誤嚥のリスクが高い場合、麻酔科医に麻酔導入方法を確認する（5章④「気管挿管の介助」の「誤嚥のリスク」p.123を参照）
- 脊髄くも膜下麻酔や硬膜外麻酔など、禁忌事項がないかを確認する（5章②「脊髄くも膜下麻酔・硬膜外麻酔」の「脊髄くも膜下麻酔と硬膜外麻酔の違い」p.108を参照）。また、体型によって穿刺針の長さが変わる場合がある（肥満では長いものを使用することがある）。

これも覚えておこう！

麻酔器

気化器

呼吸回路

手術では、多くが自発呼吸を止め、麻酔器によって呼吸管理が行われます。麻酔器は、呼吸回路と、揮発性麻酔薬を気化して呼吸回路に供給する気化器から構成されています。呼吸回路では、揮発性麻酔薬のほかに、ボンベや中央配管から供給される酸素、空気、笑気などを調合して供給します。呼気で排出されたガスの一部は、余剰麻酔ガス排出装置から排出されます。呼気の二酸化炭素を吸着する二酸化炭素吸収剤の色が紫色に変色していたら、交換が必要です。

🐾 術中管理関連

- **生体モニター**：心電図、血圧計、SpO₂モニター、体温モニター、（その他、BISモニター、筋弛緩モニターなど）
- **末梢静脈ライン**：輸液は輸液用加温庫で温められたものを準備し、薬剤・輸液投与用となるラインのほか、必要時輸血ラインの準備を行います。

> **根拠** 術中は、循環動態の変化に応じて輸液速度を速めて滴下する。体温低下を起こさないよう、原則として加温された輸液を準備する。

> **注意！** 生体モニターや点滴は、術野にかからない部位であること、術中に末梢血流が妨げられないことなど、術式、手術中の体位、手術部位、患者情報を踏まえて配置する。

- 準備された輸血の有無、血液製剤準備の要・不要
- 膀胱留置カテーテル：膀胱温を計る場合には、温度センサー付きを準備します。
- 深部静脈血栓症（deep venous thrombosis；DVT）予防策：間欠的空気圧迫装置を準備します。

注意すべき情報および対処

☑ 年齢
☑ BMI
☑ 血液型および不規則抗体の有無
☑ 輸血同意の有無
☑ 術式・手術部位
☑ 麻酔方法
☑ 呼吸機能
☑ 循環機能
☑ 血液データ（赤血球、栄養状態、
　凝固、腎・肝機能、電解質）
☑ 既往歴
☑ アレルギー

- 循環機能障害、ガス交換機能障害、術中出血が予測される場合などは、観血的血圧測定を行う。
- 既往歴や術式に応じた準備物品の有無を麻酔科医に確認する。
  ※循環機能障害や循環管理に注意が必要な術式では、心電図の5極誘導、経食道エコー、フロートラックセンサーの使用など（6章④「循環モニタリング」p.140を参照）
  ※喘息の既往では、術中喘息発作に対する治療薬の準備
  ※糖尿病患者では、術中尿ケトンや尿糖、血糖測定、必要時インスリンの準備
  ※輸血を必要とするリスクや不規則抗体の有無、実際の準備状況について麻酔科医と情報を共有しておく。
- 膀胱温は、膀胱付近の骨盤内手術などでは正しく測定されない場合がある。術式に応じた測定方法（膀胱温、鼓膜温、食道温、直腸温など）を選択する。
- 周術期のDVT予防策は患者状態によって異なるため、実施する予防策を確認する（2章①「術前評価」の「深部静脈血栓症・肺血栓塞栓症」p.35を参照）。
- ラテックスアレルギーの場合にはラテックスフリー物品であることを確認する（2章①コラム「ラテックスアレルギー」p.42を参照）

🐾 手術ベッド

- ベッドが固定され動かないこと、コントローラーでベッドが作動することを確認します。
- ベッドは温風式加温装置などで加温します。
- 患者の体型・術式に応じて、除圧マットや体位固定具を準備します。

根拠 患者入室時から患者を温めておくことで、術中の再分布性低体温を防ぐ（6章③「体温管理」p.136を参照）。

注意すべき情報および対処

☑ 年齢　　☑ 身長・体重・BMI
☑ 術式　　☑ 褥瘡リスク
☑ 手術体位

- 術式、手術体位に応じ、効率的に加温できる温風式加温装置用ブランケットを選択する。
- 手術体位・体型に応じた必要物品を準備する（4章②「体位別の体位固定」p.83を参照）

🐾 ME機器

- 術式に必要なME機器がそろっていること、および作動することを確認します。
- コード類は、術中の動線の妨げにならないように整理しておきます。

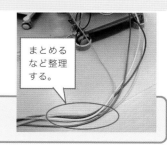
まとめるなど整理する。

根拠 術中、コードに引っ掛かり、コードが抜けることで機器が止まり事故につながることや、急変時の動作の妨げになることを防ぐ。

注意すべき情報および対処

☑ 術式
☑ ペースメーカーの使用

● ペースメーカーを使用している患者では、電気メスの使用に注意が必要である。可能な限り電気メスの使用を避け、バイポーラや超音波凝固切開装置などを使用する（2 章① 「術前評価」の「ペースメーカー・埋め込み型除細動器の使用」p.36 を参照）

これも覚えておこう！

緑	停電時でも電気の供給が止まらない無停電非常電源
赤	停電時、40 秒以内に電気を供給する一般非常電源、または 10 秒以内に電気を供給する特別非常電源
白	商用電源から供給。停電時、電気供給は停止

医療機器のプラグは、感電や電気的ノイズを防ぐため、アースが付いている 3 ピンタイプです。接続時、アースが折れていないことを確認します。また、コンセントは停電時の作動の違いで緑・赤・白色に分かれています。麻酔器は、停電時にも電気供給が止まらない緑色のコンセントに接続します。

無停電非常電源

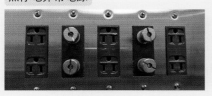

一般非常電源、特別非常電源

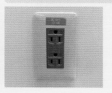

🐾 薬剤

● 使用する薬剤や消毒薬にアレルギー歴がないことを確認し準備します。

注意すべき情報および対処

☑ 術式
☑ アレルギー
☑ 血液データ（肝・腎機能）

● 患者の使用禁忌薬剤を把握し、術中は使用しないよう手術メンバーと情報を共有する。

🐾 その他

● 標本処理に必要な物品、手術で使用するインプラント物品などを準備します。

注意すべき情報および対処

☑ 術式
● インプラントは術式やオーダー内容と相違ないか、使用期限について確認する。

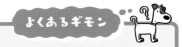

よくあるギモン

術前準備では限られた時間での準備と確認が必要ですが、
抜けてしまう項目や緊急手術で準備に時間がかかってしまい悩むことがあります

　環境整備、麻酔関連の準備、ベッドの準備と項目立てて基本の準備の流れを身に付け、準備後、患者入室から術中の流れに沿って必要物品がそろっているか最終確認しましょう。

これも覚えておこう！

　術中、患者の身体の下に物が入り込んだり使用時に必要物品を探したりすることがないよう、テープ類やペン、その他の手術室内の物品は整理し、所在を確認しておきます。

Column　悪性高熱症

【事例】
　術前訪問に行った際、患者から「自分の姉が手術を受けた際、悪性高熱症で大変だった。麻酔科医に伝え忘れた……」と話がありました。私は、悪性高熱症が重症度の高い病態で遺伝性疾患であるため、術前に本人や血縁者の発症の有無を確認する必要性があることは知っていましたが、実際どのような対応をしたらよいのかわかりませんでした。そこで、この内容を手術室リーダー看護師に報告しました。手術室リーダー看護師は、麻酔科リーダー医師へ報告し、担当医へ伝達されました。また、私は手術準備の注意点や術中の観察点の指導を受けました。術前情報から適切な対応をとることで、患者が悪性高熱症を発症することなく全身麻酔手術を行うことができました。

【解説】
　悪性高熱症は、遺伝子変異を有する場合に誘発因子となる麻酔薬の使用によって突然発症し、進行が早く、適切な処置が行われない場合は死に至る麻酔合併症です。誘引となる麻酔薬として、揮発性吸入麻酔薬（セボフルラン、イソフルラン、デスフルランなど）や脱分極性筋弛緩薬（スキサメトニウム）などがあります。病態として、骨格筋の持続的収縮と代謝の亢進が起こり、体温の上昇および組織の低酸素から代謝性アシドーシス、骨格筋の崩壊を来たします。
　この症例では、術中管理に静脈麻酔薬および非脱分極性筋弛緩薬が使用されました。また、麻酔器内の揮発性吸入麻酔薬残存をなくすため、術前に二酸化炭素吸収剤や呼吸回路は新しいものに変えて新しいガスを流し、患者が誘発因子の曝露を受けないように対応しました。術中は、膀胱温で急激な体温上昇（15 分間に 0.5℃以上）の有無、膀胱留置カテーテルを留置して筋崩壊で生じる赤褐色のミオグロビン尿の有無、終末呼気 P_{ETCO2} の上昇の有無の観察を行いました。このほかに、悪性高熱症に備え、治療薬であるダントロレン（1V20mg を蒸留水 60mL で希釈：1mg/kg〔できれば 2mg/kg〕を 15 分程度で単独ルートから静脈内投与する。最大 7mg/kg[2]）は患者使用量に必要な数がそろっているかを確認します。発症時は全身冷却や不整脈、アシドーシスへの対応なども必要となるため、保冷材の準備や人員の確保などを事前に打ち合わせしておくことも迅速な対応につながります。

（武田知子）

② 患者入室時のケア

手術する患者が入室していること、手術当日の患者状態の把握、手術に必要な説明が行われ同意されていることを確認します。

患者確認
- 名前はフルネームで名乗ってもらい、リストバンドを用いて二重に確認します。

病棟からの申し送り
- 水分出納バランス（最終飲水時間）
- バイタルサイン
- 術前指示薬の内容および実施状況
- 手術当日までに患者に問題が生じていないか（感冒症状、転倒など）
- 持参薬
- 持参物（補聴器や眼鏡を持参する場合にはケースも持参）
- 術前準備（化粧、義歯、コンタクトレンズ、エクステンションまつげ、かつら、貴金属類などが取り外されているか、口腔ケアが済んでいるか、排尿が済んでいるか、必要時除毛されているかなど）

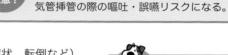

注意！ 最終飲水が2時間以内（清澄水の場合）では、気管挿管の際の嘔吐・誤嚥リスクになる。

根拠 取り外し物品が外されていないと、術中、それらの物品による生体損傷や、義歯では誤嚥など事故につながる恐れがある。

同意書の確認
- 手術同意書、麻酔同意書、輸血同意書など、必要な同意書がそろっている。
- 同意書の内容が予定されている術式と合っているか、日付や患者サインに誤りや記入漏れがないか

ポイント 宗教上の理由などで輸血の同意が得られない場合がある。術前情報で把握し、院内の対応を確認しておく。

患者観察
手術当日の患者の全身の状態（呼吸器症状はないか、歩行できるか、ふらつきはないか、意思疎通が図れるかなど）で注意すべき点はないか、入室時の様子や関わりの中で観察します。

精神的ケア
手術は人為的に生体に侵襲を加える行為です。個人差はあっても、緊張や不安、成功への期待などさまざまな思いを抱えています。会話やその間、表情などで、患者が思いを吐き出せる環境を整えて寄り添います。

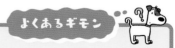

よくあるギモン

患者さんにどんな声かけをすればよいのかわかりません
「不安をやわらげよう」など、はじめから自分が何かしなければと考えるのではなく、患者が今どうしてほしいのか、困っていることはないのかをまず知ろうという姿勢を持ちましょう。「麻酔で心配なことはありますか？」など、具体的な場面ごとに声をかけてみるのも一つの方法です。

（武田知子）

患者入室時から、麻酔導入、手術開始、手術中、術後へと変化する患者の状況を経時的に捉え、アセスメントしてケアにつなげます。

生体反応の把握

手術進行や麻酔使用薬剤などを踏まえ、総合的にアセスメントしていきます。

アセスメントのポイントおよび対処

- 循環機能は維持できているか
  ➡ 麻酔方法や深度、手術操作、手術体位（4章② 「体位別の体位固定」p.83 を参照）、出血や体液喪失、電解質異常による不整脈、アレルギー、虚血性心疾患、肺血栓塞栓症など循環機能に影響を及ぼす因子はさまざまにある。
  ※問題がある場合、原因を分析し、循環機能維持のための薬物投与および輸液療法などの対症療法および原因除去を行う。
- ガス交換に問題はないか
  ➡ 麻酔（片肺換気、麻酔回路の外れなど）、手術操作、手術体位（4章② 「体位別の体位固定」p.83 を参照）、出血、循環障害、喘息発作、肺血栓塞栓症など、ガス交換に影響を及ぼす因子はさまざまにある。
  ※問題がある場合、原因を分析して対処する。
- 体温は中枢温が 36℃ 以上を維持し、37 ± 0.2℃ を過剰に上回る高体温になっていないか
  ➡ 正しく計測されているか確認し、体温管理方法を調整する。

生体反応の観察項目および管理のポイント

	管理のポイント
心電図	● 赤・黄・緑のコードを装着する 3 点誘導がよく利用される。心尖部を見る Ⅱ 誘導が主に使われる。P（心房の興奮）-QRS（心室の興奮）-T（心室の回復）波がわかりやすい。消毒野ではない部位、手術体位をとった際に身体の下にならない部位に装着し、P-QRS-T 波が出ていることを確認する。 ● 必要時、血液や洗浄水で剥がれないように貼付部位を工夫・保護する。 ● 心電図装着時の波形をプリントアウトしておくと、術中の波形の変化を比較しやすくなる。 3 点誘導　　　　　　　　心電図波形 P 波：心房の興奮 QRS 波：心室の興奮 T 波：心室の回復
血圧	● マンシェットを巻いて測定する非観血的血圧測定は、手術室では 2.5〜5 分間隔で行われる。 ● マンシェットの加圧による影響を防ぐため、可能な限りメインとなる静脈ライン（点滴が滴下されなくなる）や SpO₂ モニター（値が出なくなる）と異なる位置に装着する。 ● このほかに橈骨動脈などにサーフローを留置し、専用の圧センサー付きライン（トランスデューサ）で持続的に血圧を監視する A ライン、観血的血圧測定がある。
SpO₂ モニター	● 末梢の血流や、装着する爪の変色や異常がない部位に装着する。
体温	● 中枢温が測定できる。膀胱温、鼓膜温、食道温、直腸温の測定が主に行われる。

	管理のポイント
カプノグラム	● 呼吸回路内のガスを CO_2 センサーで監視し、呼吸数や終末呼気濃度（$ETCO_2$）、吸気から呼気までの CO_2 の流れを波形で見ることができる。 ● 波形の形から換気異常や自発呼吸の出現など、さまざまな情報を得ることができる。 ● 正常な波形の突然の消失では、換気が行えていない状況を示す。まずは、呼吸回路の外れなどの異常がないか確認する。 正常なカプノグラム波形：Ⅰ、Ⅱ、Ⅲ、Ⅳ相からなる CO_2 (mmHg)　Ⅲ　$ETCO_2$　Ⅱ　Ⅰ　Ⅳ　呼気　吸気　時間 Ⅰ相：CO_2 が 0mmHg（吸気の最後から呼気の始まり） Ⅱ相：CO_2 の上昇（呼気の始まり） Ⅲ相：ほぼ平坦から、わずかな右上がり（肺胞からの CO_2 排出量を反映） 　　　※Ⅲ相の終わりが $ETCO_2$ となる。 Ⅳ相：CO_2 の低下（吸気の始まり）
出血量（およびその色）	● ガーゼの重さや吸引された量などから測定する。 出血量確認 **注意！** 出血量には腹水や滲出液を含む場合がある。量だけではなく、性状（血性か漿液性かなど）も観察する。また、術野に血液が溜まっている場合などがある。正確な状況を把握するために、外科医や器械出し看護師に声かけを行い、出血量だけでは状況把握が難しいと考えられた場合には、麻酔科医と共に出血の性状や状況を確認する。 **注目！** 術野で生理食塩水を使用した場合は、器械出し看護師と意思疎通を図り、使用分を出血量から差し引く。
尿量	● 量のほかに、濃縮尿になっていないかなど、色にも注意する。
皮膚の状態	● 発赤、発疹、発汗の有無など、直接的な観察を行う。

🐾 褥瘡予防・医療関連機器圧迫損傷（MDRPU）予防および術中管理

● 患者がベッドに臥床する際や、手術体位をとる際など、常に皮膚の異常がないか観察します。

● 手術体位変換を行う際は、体を引きずらず圧分散を考えた体位保持を行い、皮膚のよれや局所的な圧迫が生じてないか注意します。

● 術中は定期的に、頭部・腕・踵部などを持ち上げ、除圧や皮膚のよれを解除します。ベッドの角度を頭低位にしたりローテーションをかけたりして動かした際にも実施します。

● 点滴や膀胱留置カテーテル、各種モニターのコード類が直接患者の皮膚を圧迫しないようマットを当て保護します。

MDRPU 予防

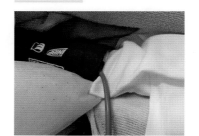

注意！ 除圧時には、手術操作の妨げになったり麻酔に影響を及ぼしたりしないか注意し、実施前に麻酔科医や術者に声をかける。また、実施前・後で、気管チューブや点滴類をたぐり、接続が外れてないか、点滴の滴下に変化がないかを確認する。

神経障害予防および術中管理

- 体位固定時および術中に、固定具などが神経を圧迫していないか、関節部が過伸展になっていないかを確認します。
- 術中、器具や医師の身体などで患者の身体が圧迫されていないか、術野以外にも意識を向けて観察します。
- ベッドを動かした際や、開創器をかけた際などは、身体のポジションがずれて関節部の過伸展が生じたり四肢が台から落下したりしていないかを確認します。

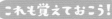

これも覚えておこう！

> 筋弛緩薬を使用している状況では、麻酔前よりも関節可動域が広がります。
> 術前の可動域や角度などポジションを把握し、術中の体位固定はその範囲から外れないようにします。可動域制限がある場合では、麻酔の前に麻酔科・外科医と共にポジションを確認することで、術中に協力して体位保持が行えます。また、術中にベッドを傾ける場合には、ドレープをかける前にいったんベッドを作動し、安全なポジションが保持できているか確認することも重要です。

体温管理

- 患者入室時から、部屋やベッド、輸液類を温め、肌の露出を最小限にして保温に努めます。
- 術中は、ブランケットなどによる保温のほかに、加温装置を使用して体温管理を行います。

注意！ 加温装置を使用する際は、術中、安全に適切な温度での加温が行われているかを確認する。加温装置の本体は設定温度が見えるように置き、温風式加温装置のホースが専用のブランケットから外れて患者に温風が直接あたっていないか、皮膚の状態に異常がないかなどの観察を行う。

深部静脈血栓症予防

- DVT・肺血栓塞栓症（pulmonary thromboembolism；PTE）予防策として、間欠的空気圧迫装置、弾性ストッキング、抗凝固療法などがあり、患者に応じて選択します。

注意！ 術前からDVTが存在する場合、間欠的空気圧迫装置の使用で血栓が流れてPTEを引き起こす危険性があるため、明らかなDVTがないことを確認した上で使用する。

根拠 下肢の静脈血の流れは下肢の筋肉の運動に支えられている。全身麻酔下では、筋肉の運動が失われ血液がうっ滞し、血栓ができやすい状況となる。この血栓が、術後歩行開始時に押し流され肺に流れると、PTEとなり生命の危険につながる。そこで、術前からDVTの発生リスクを評価して予防策を講じることが重要である。

弾性ストッキング

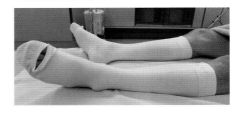

間欠的空気圧迫装置

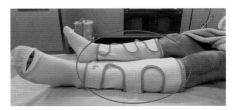

● 弾性ストッキング着用時は、皮膚障害や血流障害に伴う組織壊死を防ぐため、患者に合ったサイズであること、しわやよれ、折り返しが生じていないこと、モニターホールからの足指のはみ出しや虚血などが生じることなく、適切に着用できているか確認します。

🐾 手術場面から見るリスクおよび対処法

麻酔・手術によって患者の生体にさまざまな影響が及ぼされます。ここでは、主に起こりうるリスクやそれに対する対策および対処方法をまとめます。どのような場面でどのようなことが起こりやすいのかといったリスクを知り、術中の患者観察や問題発症時の判断・円滑な行動につなげましょう。

主なリスク	対策・対処法
手術部位、左右の誤り	● 術前に、手術に関わる全員が手術部位をマーキングおよびカルテで確認する。
抗菌薬・麻酔に使用する薬剤（筋弛緩薬が多い）によるアレルギー	● 抗菌薬・麻酔に使用する薬剤（筋弛緩薬が多い）によるアレルギー歴の有無を術前に把握し、指示された抗菌薬が合っていることを確認する。 ● 投与中は、投与部の皮膚やバイタルサインの変化（血圧低下、脈拍数の急激な変化など）に注意する。 ● アレルギー症状が見られた場合には、アレルゲンの除去（投薬中止）を行う。アナフィラキシーショックの場合は、輸液速度を上げ循環の維持に努め、アドレナリンや抗ヒスタミン薬などを投与する。人員が必要となるため、応援要請を行う。
手術体位の変化（頭低位への移動）や手術操作による換気障害	● 呼吸回路は、原則として手術操作でぶつからない位置に配置し、確認できるようアーチを設置する。 ● 頭低位など体位を動かした際は、換気に問題ないことを確認する。 ● カプノグラムの突然の消失では、換気回路が外れていないかを確認する。 ● 気管チューブの位置がずれて片肺換気になった場合には、胸郭の動きの左右差やSpO2の低下が見られる。聴診し、位置がずれている場合、チューブの位置を修正するため、麻酔科医が調整しやすいよう固定用テープやカフ用注射器を準備して介助する。
開腹時の腸間膜牽引症候群による血圧低下、頻脈、顔面紅潮	● ネオシネジンやエフェドリンなどの昇圧薬が投与される。
手術操作による迷走神経反射（開頭、頸動脈周囲操作時、胸腔内操作時など）による高度徐脈	● 反射が生じた場合には外科医に伝え、手術操作を停止し、硫酸アトロピンを投与する。
心臓や大動脈の圧迫による血圧低下や不整脈	● 過度な血圧低下や不整脈が生じた場合には外科医に伝え、圧迫の解除を行う。
下大静脈のクランプや圧迫による血圧低下	● 過度な血圧低下が生じた場合には外科医に伝え、圧迫の解除を行う。
気腹による皮下気腫	● 術中、皮下気腫が広がるような場合には、外科医に伝え気腹圧を下げる。 ● 術後は、触診や胸部X線で皮下気腫の程度を確認する。皮下気腫がある場合、触診では「ザッザ」といった握雪感がある。皮下気腫の広がりをマーキングし、術後観察につなげる。頸部まで広がる場合には、気道閉塞がないか呼吸状態を観察する。

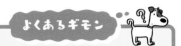

どういったタイミングで患者観察を行ったらよいですか？

　まずは記録の際など、何かを行うときは可能な限りモニターや患者が見える向きで行いましょう。ドレーン類のバッグや吸引器のボトル、加温装置の設定、間欠的空気圧迫装置の表示などは、自分から見える位置に設置します。観察では、バイタルサイン、手術操作、医師の会話、麻酔といったすべての状況を踏まえ、「迷走神経の近くを操作している、バイタルはどうかな」「ベッドを傾けた、患者の頭部が傾いてないかな」など観察につなげます。どのタイミングで行うかわからない場合には、出血量や尿量のカウントを行った際や、無影灯を合わせた際などに意識してバイタルサインおよび全体を見まわして観察し、業務を行いながら常に患者観察にも意識を向けるよう習慣づけていきます。

　Column　腸間膜牽引症候群

【事例】

　タイムアウトが終わり、皮膚切開が行われました。外回りの私は、手術室内の環境を整えたり記録をしたりと、次から次へと行うことに追われていました。そんなとき、先輩看護師から「モニターのアラーム鳴っているよ。確認して」と声をかけられました。そこで私は、モニターのアラームが鳴り収縮期血圧が 60mmHg 台へと低下していることに気づき、「えっ、血圧が急に下がっている。どうしたのだろう」とびっくりしました。麻酔科医は、末梢静脈ラインから薬剤を入れています。先輩看護師は、落ち着いて患者の頭側の皮膚の観察を行い、状況を見ています。そして、私に「今、お腹を開けて、腸管を触ったタイミングだし、顔が真っ赤になっているから腸間膜牽引症候群だと思う。麻酔科の先生が昇圧薬を入れたから、血圧が戻るか見てみよう」と話してくれました。

【解説】

　腸間膜牽引症候群は主な原因として、腸間膜血管の内皮細胞からプロスタサイクリン（PGI$_2$）、腸間膜の肥満細胞からヒスタミンが分泌されることにより毛細血管が拡張することで起こります。症状としては、顔面紅潮と頻脈・血圧低下です。一時的なものであるため、昇圧薬を使用して血圧維持に努めます。

　術中の突然の血圧低下には、腸間膜牽引症候群や下大静脈の圧迫、出血、アナフィラキシーショックなどさまざまな原因があります。そこで、血圧低下の原因の鑑別が重要です。腸間膜牽引症候群による血圧低下は、手術開始直後、腸管を引っ張ることや触れたタイミングで起こるため、麻酔導入時に使用した薬剤や抗菌薬、ラテックス製の手袋の使用など、アナフィラキシーショックを起こしやすいタイミングと重なることがあります。まずは血圧低下の原因がアナフィラキシーショックではないかを判断します。そのためには、他の業務を行っていてもモニターや術野の状況を常に意識し、状況および患者情報（アレルギー歴など）を複合的に考えることが重要です。また、昇圧薬を投与しても血圧が上がらない場合には、アナフィラキシーショックは考えられないかなど、声に出して麻酔科医に確認しましょう。こういったコミュニケーションが迅速な対応や、自分の経験値の積み上げにつながります。

（武田知子）

④ 患者退室時のケア

手術が終了して麻酔から覚め（覚醒）、自発呼吸が戻り、気管チューブを抜く（抜管）など、生体に大きな負荷がかかるタイミングです。患者の状態変化に注意した観察や、術中合併症の有無の評価を行い、病棟看護へつなげる働きかけを行います。

🐾 患者観察

呼吸	術後、呼吸に影響を及ぼすリスクがある場合には特に注意が必要である（5章⑤「覚醒・抜管時の観察とケア」p.126 を参照）。 ● 気管支喘息の既往 　➡抜管刺激による喘息発作の誘発に注意する。麻酔から覚醒する前に抜管する場合もある。麻酔科医に覚醒・抜管方法を確認しておく。 ● 肥満や睡眠時無呼吸症候群 　➡舌根沈下による気道閉塞のリスクがある。経鼻エアウェイなど上気道確保器具を準備しておく。 **注意！** 抜管前は自発呼吸が戻っているように見えても、抜管後、麻酔の作用により呼吸回数が減り自発呼吸が低下することがある。声かけや刺激がなくても、自発呼吸が安定していることの確認が重要である。
循環	● モニターで心電図、血圧に異常がないか、ドレーンや創部からの出血がないか観察する。 **根拠** 手術終了後は、手術侵襲に加え抜管の刺激、術後痛などにより心負荷が増加しやすく、循環器異常を来しやすい状況にあるため注意する。
意識	● 声かけがなくても覚醒しているか、声かけに反応できるかなど覚醒の程度を評価する。
疼痛	● 痛みがコントロールされているか確認し、必要時は追加の鎮痛薬を使用する。
吐き気	● 吐き気が許容できる状態か確認し、必要時は制吐薬を使用する。 **これも覚えておこう！** 術後の吐き気 PONV の既往がある場合には、そのときに行った麻酔とは異なる方法に変えたり、予防策として抗ヒスタミン薬やメトクロプラミドなどが使用されます。
シバリング	● シバリングが生じた場合には、加温して体温上昇に努めます。必要時、ペチジンや NSAIDs が使用されます。 **これも覚えておこう！** 術後の震えをシバリングと言います。シバリングは、術中の体温低下や手術侵襲による体温中枢の調整閾値の上昇などによって、体温を引き上げようと生体が反応して引き起こされます。シバリングが起こると、酸素消費量や心負荷が増加するため、起こさないように術前から加温し、体温を下げないような体温管理が重要です。

合併症の 有無	● 視覚障害（角膜損傷や腹臥位や頭低位などによる虚血性視神経症などによる） ※緑内障患者で、眼圧上昇が見られる場合、ロボット支援下手術など傾斜の強い頭低位時は注意が必要。術前に眼科受診を行い眼圧を評価する。 ● 口腔内歯牙損傷（気管挿管などによる） ● 嗄声（気管挿管や手術操作による反回神経麻痺がある） ➡気管挿管による場合には、呼吸障害がなければ申し送り、継続的な観察につなげる。 ● 褥瘡、皮膚障害（手術体位、MDRPU やドレッシング材などによる表皮剥離など） ➡発赤があった場合、「持続する発赤」か、真皮深層の微小血管の拡張による「反応性発赤」か確認する。 ※「持続する発赤」は血管の破綻によるもので、褥瘡につながる。 【判定方法】 ・指押し法 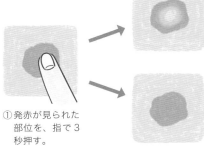 ①発赤が見られた部位を、指で3秒押す。 ②離したときに発赤部分の皮膚が白く変化する。 ➡反応性発赤 ③発赤に変化がなく持続する。 ➡褥瘡 ● 手術体位による疼痛や知覚異常、麻痺発症の有無 【確認項目】 上肢：□挙上　□肘の屈曲・伸展　□手の背屈・掌屈　□前腕の回旋　□掌握運動 　　　□巧緻運動（指先の細かな運動：ボタンを閉めるなど）　□知覚 下肢：□内転　□股関節・膝の屈曲・伸展　□足関節の背屈および外転　□知覚

腕神経叢障害	上位障害：上肢挙上・肘関節屈曲・前腕回外障害、C5-7 領域（肩～腕の橈骨側前面および背側）の知覚異常 下位障害：巧緻運動障害、前腕伸展障害、C8-Th1 領域（腋窩の高さの前胸部～尺骨側前面および背側）の知覚異常
橈骨神経障害	手指伸展障害、母指外転障害、手関節背屈障害（垂手）、母指側手背～上肢背面の知覚障害
尺骨神経障害	小指、環指外側の知覚障害、掌屈力・指間の開閉力の低下、巧緻運動障害 ➡進行例では手内筋の萎縮、鷲手
総腓骨神経障害	足趾伸展・足関節の背屈および外転障害（下垂足、内反尖足）
坐骨神経障害	下肢後外側～足関節以下の知覚障害（しびれや痛み）、大腿後面筋群・大腿内転筋の筋力低下
外側大腿皮神経障害	大腿部の知覚障害（感覚喪失）
閉鎖神経障害	歩行障害（股関節の内転障害）、鼠径部から大腿内側部の疼痛、違和感、知覚異常など

 ポイント

体位を戻す際に、固定に異常がないか注意し、障害があった場合の原因追及につなげる。

※ブーツ型下肢固定具使用時にはコンパートメント症候群を疑う所見（疼痛、感覚障害、運動障害、腫脹など）がないか注意します。発症時には画像による診断を行い、早期の治療が必要です。

ドレーン・ 管の固定	● 体動や術後せん妄などにより、ドレーン・管類が抜去されないよう、固定されていることを確認する。 ポイント 留置部の異常（出血・屈曲など）、種類、ドレーン名などに誤りがないかなども確認する。

注意！ 自分以外のスタッフが関わって患者の退室の準備がどんどん進められると、「観察していなかった」「誰も見ていなかった」ということがある。自分で観察するほか、例えば血圧計を誰かに外してもらうとき、「皮膚の異常はないですか」などと声をかけ、協力を仰ぐことも重要である。

これも覚えておこう！

褥瘡評価「DESIGN-R®」

DESIGN-R®は、日本褥瘡学会学術教育委員会が開発した褥瘡状態判断スケールで、褥瘡の重症度を分類し、治癒過程を数量化して示したものです。褥瘡が発生した場合、Depth：深さ、Exudate：滲出液、Size：大きさ、Inflammation/Infection：炎症／感染、Granulation：肉芽組織、Necrotic tissue：壊死組織、Pocket：ポケットと、それぞれの項目で評価します。

手術室からの患者退出基準

手術室からの患者退室の可否は、呼吸・循環・意識・疼痛・吐き気・シバリングの評価を行って決定されます。「どのような状況になったら退室できるか」といった基準は、術後患者が管理される状況（リカバリー室、ICU、病棟など）によって異なるため、各施設の退室基準を把握することが重要です。

🐾 病棟への申し送り

患者氏名	● フルネーム（リストバンドなども活用）	チェック
手術内容	● 術式（説明された内容が予定通り行われているか）、再建方法 ● インプラント内容 ● 特別に術後注意すべき問題点（通常と異なる管理が必要など）	
麻酔	● 種類・その内容（全身麻酔：経口挿管、経鼻挿管など、硬膜外麻酔：挿入部位、深さ、PCAポンプ内容、腰椎麻酔：麻酔の内容および麻酔レベル） ● 術後に影響する薬の使用（種類〔鎮痛薬、制吐薬、抗菌薬など〕、量、時間） ● 術後、特別に注意すべき問題点（挿管困難や術中に生じた問題など） ● 術後指示（酸素投与・モニター装着など）	
IN-OUT	出血量・輸液量、輸血や血液製剤の使用（種類・単位）	
ライン・管類	種類（ライン、バルーンカテーテル、ドレーン、胃管など）、サイズ、挿入部位、圧の設定や固定の深さなどがある場合にはその内容	
合併症の有無	皮膚・神経障害、シバリング、吐き気	
退室時の状況	覚醒の状況、退出時のバイタル	
持参物		

注意！ 紛失を防ぐため、何があるのか伝えて直接渡す。

施設によっては、口頭での申し送り以外に電子カルテを活用した情報共有が行われ、必要な申し送り内容が手順化されている場合もあります。自施設ではどのように情報が共有されているのか把握して、必要な情報を簡潔に伝えられるようにしましょう。

（武田知子）

⑤ 患者の尊厳を守る関わり

全身麻酔下では、患者は自分の意思を伝えることができなくなります。そのため、患者の意思を尊重し、尊厳を守る関わりを意識して自分の行為に注意していくことが重要です。

🐾 意思決定支援

手術を受ける患者は、手術の説明を受け、意思決定し、手術同意書にサインを行います。看護師は、手術に関わるスタッフの一人として、患者がどのような説明を受け、どのような手術内容に同意しているのか、カルテや同意書の内容を把握した上で介助に入ります。術中、予定されている術式が安全に行えるように働きかけることが、手術を受ける患者の意思決定を支えるケアとなります。

これも覚えておこう！

手術入室時、患者が術式に心配を抱えている場合や、カルテや同意書に書いていない手術内容を医師と約束していると患者からの申し出があった場合などは、「手術に同意が得られていない」「同意を得られた事実が残っていない」状況となります。改めて、担当医からの説明の場を設け、その事実をカルテに記載します。また、術式の変更や追加には手術同意書の変更が必要です。

🐾 羞恥心への配慮

患者は術中、安全のために着衣をすべて外した状態となります。手術体位をとり終えて消毒を行うまでの間、バルーンカテーテルを留置する際、手術が終了した後などは、特に不用意な露出が当たり前となりやすい場面です。患者観察、体位の安全確認などでは全身観察が重要ですが、行うべきことは行いながらも露出が最小限となるよう、自分の動作に注意することが重要です。

また、義歯やかつらなど、人に知られたくない場合や外した姿を見られたくない場面に接することも多くあります。関わる人員を決めたり、どのような配慮が行えるのかを患者に伝え、手術の安全を確保しながら、患者の尊厳を守るケアを行うことが求められます。

よくあるギモン

「義歯を外した姿を見られたくない」と患者さんに言われたら、どうすればよいですか？

原則として、貴重品などの手術に必要のない私物は手術室内に持ち込みません。しかし、義歯やかつらなど、家族に取り外した姿を見られたくない患者もいます。取り外すことの必要性を説明するとともに、術前・術中・術後の対応について打ち合わせを行い、場合によっては手術室内で外すなど、患者の安全と共に尊厳を守る働きかけも大切です。

Column **アナフィラキシーショック**

【事例】

　Aさんの手術が無事終わり、麻酔からの覚醒も良く、抜管しました。私は、「無事手術が終わりましたよ」と声をかけて、病棟に帰室する準備を行いました。最終の尿量、皮膚の観察、ドレーンの排液に異常がないか確認して、改めてAさんの顔を見るとぐったりしているように見えます。「Aさん！」と声をかけますが、反応はありません。すぐに麻酔科医も気づき血圧を測りました。血圧はなかなか測定できません。何が起こっているのかわからず、応援の要請を行いました。後に、ブリディオン®によるアナフィラキシーショックであったことがわかりました。

【解説】

　こうした状況に誰でも直面する可能性があります。手術では、特に抗菌薬や麻酔に関連した薬剤（筋弛緩薬や拮抗薬のブリディオン®）、ラテックス製品、輸血時のアレルギー反応に注意が必要です。

　アナフィラキシーショックでは、アレルゲンとなる物質への曝露などで複数臓器に全身性のアレルギー反応が生じます。血圧低下や意識低下のほかに、全身の発疹や粘膜浮腫、気道閉塞などの症状が見られる場合があり、生命の危険に陥る状態となります。そのため、生命維持と危機状態からの回復に向けた迅速な判断と対応が求められます。この他にも、アナフィラキシーショックが認められた場合には、バイタルサインの確認、応援人員要請、救急カート（アドレナリンなどの循環作動薬や抗ヒスタミン薬、気道確保物品などがそろえられている）の準備を行います。抜管後では再度の気道確保の可能性も考慮した準備が必要です。アレルゲンと考えられるものは、直ぐに除去します。薬剤としては、アドレナリンの投与（成人：最大0.5mg）が行われます。アドレナリン投与後でも循環維持が困難な場合や酸素化に問題がある場合には、必要に応じて酸素投与、輸液負荷が行われます。患者急変時では、お互いに声を出して役割分担を行います。外回り看護師はその場から離れず全体の状況把握に努めます。投与した薬剤・量・時間、行った行為、誰が行ったかなどを細かく記録することも重要です。

（武田知子）

⑥ 記録

　周術期の看護実践において記録は、術中看護にいかす、行った看護を明確にする、継続看護につなげることができ、医療事故などが起こった際の法的資料としても重要です。記録の目的を知り、手順に沿って正しく記載します。

🐾 手術看護で必要な看護記録

　各施設のフォーマットに沿って、事実を記録に残します。法的根拠や診療報酬の要件証明としても重要です。

看護記録の目的
- 看護実践の証明
- 看護実践の継続性と一貫性の担保
- 看護実践の評価および質の向上

　手術室で記録される手術看護記録には、手術看護に必要な情報、看護計画、経過記録、器械・ガーゼ類などのカウントの実施記録などが記載されています。記載のタイミングとして、術前訪問・術中・術後訪問などがあります。

注意！
- 手術に関連する記録で、麻酔チャートや診療科医の記録などがある。記録内容に差異（標本摘出時間、血管クランプ時間など）がないよう、特に実施した時間を記録する場合には、麻酔科医と声をかけ合うなど共通認識を図る。
- 正確な記録は当然のことであるが、特にドレーン・管類の種類や数、留置部位、深さなどの誤りがないように注意する。これらは、病棟でも特に術後管理で必要な情報である。誤った記録によって、誤った観察や管理を行い、医療事故につながる危険性がある。

手術看護記録

手術看護に必要な情報	術式、麻酔方法、既往歴、アレルギー・神経障害の有無など、情報収集の内容を記載する。
看護計画	術前の情報収集から立案された計画が記録される。
経過記録	手術時間や気腹時間、標本摘出時間などが記載される。また、ドレーン・管類など、体内に留置したものの記載などがある。
カウントの実施記録	器械・針・ガーゼ類など、手術で使用したすべての物品のカウント実施の事実を記載する。

（武田知子）

4章

体位固定

① 手術体位の基本

手術体位においては、執刀医が手術を安全かつスムーズに行えること、麻酔管理が容易であること、体位が崩れないことが重要です。そのため、患者にとって安楽な体位ではないことも多くあります。手術進行・麻酔管理に支障がない範囲内で患者にとって安楽な体位をとる必要があります。

🐾 手術体位の生体への影響

体位固定により生じる影響
適切に体位固定ができていないと……
① 自重や体位固定具などの圧迫による末梢神経障害
② 自重によってできる褥瘡や医療関連機器の圧迫による医療関連機器圧迫創傷（MDRPU）
③ 呼吸・循環抑制などのさまざまな合併症

全身麻酔により生じる影響
① 全身麻酔下では呼吸中枢が抑制される。
② 全身麻酔下では麻酔薬の作用で末梢血管が拡張する。

体位変換時の注意点

体位	呼吸	循環
仰臥位	● 腹腔内臓器により横隔膜が押し上げられ、立位に比べて肺容量が24％減少 ● 全身麻酔下では筋弛緩効果のために立位に比べて肺容量が44％減少 ● 肺実質の重量が垂直に加わるので肺の背部に無気肺が生じやすい。	● 腹側より背側の血流が増加する。
側臥位	● 下側の肺は心臓などの上からの重力、腋窩枕による圧迫、腹腔内臓器による横隔膜の頭側偏移などで肺容量が減少する。 ● 上側の肺は臓器などによる影響が少なく換気は容易である。	● 下側の肺は重力により肺血流量が増加 ● 上側の肺は肺血流量が減少 ● 重量の影響で身体の下方に静脈血がうっ滞しやすくなる。 ➡静脈還流の減少、心拍出量の低下が生じて血圧低下につながることが多い。
腹臥位	● 自重により胸郭の動きが制限され、腹圧もかかりやすいため、横隔膜の運動制限によるガス換気障害が起こりやすい。	● 腹圧が上昇すると血圧も上昇する。 ● 下大静脈や大腿静脈の圧迫により、静脈還流障害、深部静脈血栓症を起こしやすくなる。
砕石位	● 腹腔内臓器によって横隔膜が頭側に押し上げられ機能的残気量が減少する。 ➡気管チューブの深さが深くなり、気管支挿管になりやすい。 頭低位になると気管チューブが深くなる。 ● 下肢の挙上・屈曲に伴い腹腔内臓器が押し上げられ、腹圧が上昇し横隔膜運動が抑制されることにより、換気量が減少する。	● 血液は心臓へ戻りやすい。 ● 下肢を挙上すると肺血流量が250〜400mL増加し、血圧変動に影響する可能性がある。 ● 手術終了後に下肢を下ろすことにより500〜800mLの血流が下肢に流れ込み、低血圧を起こす可能性がある。

（文献1を参考に作成）

体位変換時の注意点

☑ 体位変換時は、呼吸状態や循環動態が変動しやすいので、麻酔科医の許可を得てから行う。

☑ 体位変換前後で換気に異常はないか、循環動態に異常はないかを確認する。

☑ 患者の安全のため、体位変換は数人で行う。

☑ 全身麻酔下では、患者は自分で身体を保持できないため、脊柱や関節の捻じれや伸展がないように全員がタイミングを合わせて体位変換を行う。

＊成人1人が支えられる重さは15kgとされている。例えば、体重60kgの患者の体位変換を行う場合は、最低でも成人4人が必要となる。ただし、頭部を保持する人が1名必要となるため、5人は人員を確保する必要がある。

🐾 末梢神経障害の原因

手術中に体位が原因で起こりやすい末梢神経障害
- **上肢**：腕神経叢麻痺、橈骨神経麻痺、尺骨神経麻痺など
- **下肢**：坐骨神経麻痺、外側大腿皮神経麻痺、腓骨神経麻痺など

🟦 末梢神経障害のメカニズム

- 末梢神経障害により、痛みや感覚・運動障害を生じることがあります。体位が原因で起こる末梢神経障害は、神経を栄養している血管の血流不良・低下、いわゆる虚血によるものです。
- 神経が伸展されることで神経の栄養血管の血流が低下し、長時間の圧迫が加わったり、高い体圧がかかると虚血が増悪します。
- 過伸展によって起こったものでは一過性のものもありますが、治癒までに時間を要することもあります。

🐾 手術体位が影響する神経

🟦 腕神経叢

　第5〜第8頚神経と第1胸神経から形成され、鎖骨と第1肋骨の間を通り腋窩に到達し、上肢へ走行する正中、尺骨、橈骨、筋皮神経になります。

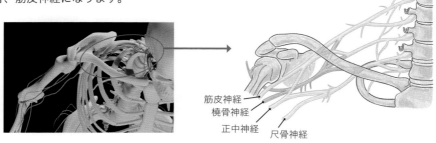

筋皮神経
橈骨神経
正中神経　　尺骨神経

🟦 橈骨神経

　上腕骨背側を通り肘関節で橈骨側に回っており、上腕骨の周囲をらせん状に走行しています。走行している部位には軟部組織が少ないので数十分の圧迫で簡単に麻痺が生じます。

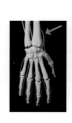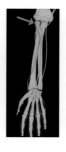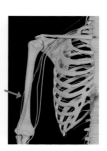

尺骨神経

　上腕骨の内側上顆と肘頭の間を走行しています。人体の神経で骨や筋肉などに守られていない、最も大きな神経のため損傷を受けやすくなります。

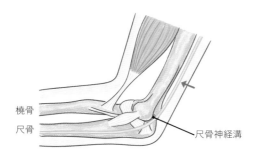

橈骨
尺骨
尺骨神経溝

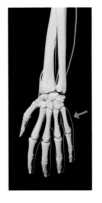
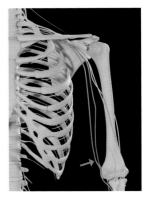

外側大腿皮神経

　上前腸骨棘のすぐ下から大腿前面と外側の皮膚へ走行しています。

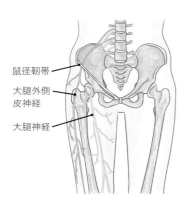

鼠径靭帯
大腿外側
皮神経
大腿神経

坐骨神経

　腰背部から臀部を通って脚の後部を走行しています。

骨盤後面

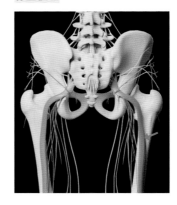
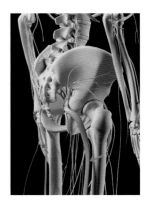

腓骨神経

　坐骨神経が膝関節の後方で分岐した神経を腓骨神経と言い、腓骨頭の後ろを巻きつくように走行しています。

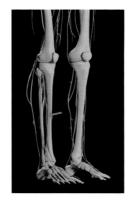
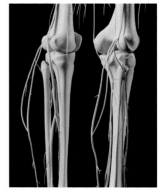

四肢の可動域の確認

基本肢位と関節可動域

- 各関節にはそれぞれ基本肢位があります。両上肢を体側に沿わせて立位での各関節の肢位を０度とした姿勢のことを言います（図）。
- 関節可動域とは、各関節が生理的に動くことができる範囲のことです（図）。この可動域には個人差があり、可動域を超えた場合、神経の伸展につながり神経障害のリスクとなります。
- 関節の構造や靱帯・腱・筋肉などがどの程度、強固に関節を覆っているかによって関節可動域は異なります。

4章

体位固定 ❶ 手術体位の基本

実践

- ☑ 術前訪問、術前評価外来、手術当日ならば麻酔がかかる前に患者の可動域を確認する。
- ☑ 体位固定では可能な限り良肢位を取るようにするが、術野の状況によっては良肢位をとれずに非生理的体位をとらなければならないこともある。
- ☑ 術野の状態を考えながら、患者の可動域をアセスメントして、手術可能で、患者に傷害を起こさない体位をとる必要がある。

基本肢位と良肢位

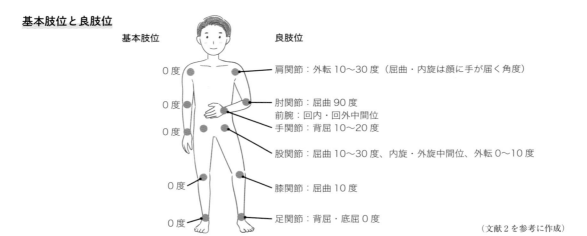

基本肢位　　　　　　　　　　　良肢位

0度　　肩関節：外転 10〜30 度（屈曲・内旋は顔に手が届く角度）

0度　　肘関節：屈曲 90 度
　　　　前腕：回内・回外中間位
0度　　手関節：背屈 10〜20 度

　　　　股関節：屈曲 10〜30 度、内旋・外旋中間位、外転 0〜10 度

0度　　膝関節：屈曲 10 度

0度　　足関節：背屈・底屈 0 度

（文献 2 を参考に作成）

四肢の関節可動域 （文献 3 を参考に作成）

肩甲骨

屈曲 20 度
0 度
伸展 20 度

基本軸：両側の肩峰を結ぶ線
移動軸：頭頂と肩峰を結ぶ線

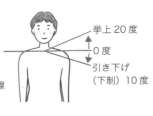

挙上 20 度
0 度
引き下げ（下制）10 度

基本軸：両側の肩峰を結ぶ線
移動軸：肩峰と胸骨上縁を結ぶ線
※背面から測定する。

肩

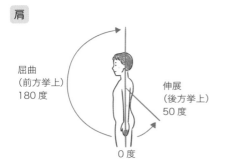

屈曲
（前方挙上）
180 度

伸展
（後方挙上）
50 度

0 度

基本軸：肩峰を通る床への垂直線（立位または座位）
移動軸：上腕骨
※前腕は中間位とする。体幹が動かないように固定する。
　脊柱が前後屈しないように注意する。

肩

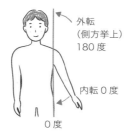

外転
（側方挙上）
180 度

内転 0 度

0 度

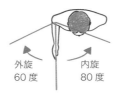

外旋
60 度

内旋
80 度

基本軸：肘を通る前額面への垂直線
（立位または座位）
移動軸：尺骨
※上腕を体幹に接して、肘関節を前
　方 90 度に屈曲した肢位で行う。
　前腕は中間位とする。

基本軸：肩峰を通る床への垂直線（立位ま
たは座位）
移動軸：上腕骨
※体幹の側屈が起こらないように 90 度以
　上になったら前腕を回外することを原則
　とする。

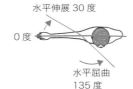

水平伸展 30 度

0 度

水平屈曲
135 度

基本軸：肩峰を通る矢状面への垂直線
移動軸：上腕骨
※肩関節を 90 度外転位とする。

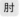 肘

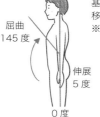

屈曲
145 度

伸展
5 度

0 度

基本軸：上腕骨
移動軸：橈骨
※前腕は回外位とする。

前腕

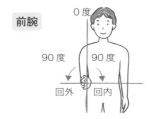

0 度

90 度　90 度

回外　回内

基本軸：上腕骨
移動軸：手指を伸展した手掌面
※肩の回旋が入らないように肘を
　90 度に屈曲する。

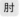 頚部

基本軸：肩峰を通る床への
　垂直線
移動軸：外耳孔と頭頂を結
　ぶ線
※頚部体幹の側面で行う。
　原則として腰かけ座位と
　する。

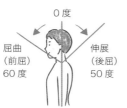

0 度

屈曲
（前屈）
60 度

伸展
（後屈）
50 度

基本軸：両側の肩峰を結ぶ線への垂直線
移動軸：鼻梁と後頭結節を結ぶ線
※腰かけ座位で行う。

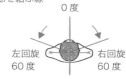

0 度

左回旋
60 度

右回旋
60 度

基本軸：第 7 頚椎棘突起と第 1 仙椎の棘突起を結ぶ線
移動軸：頭頂と第 7 頚椎棘突起を結ぶ線
※体幹の背面で行う。腰かけ座位とする。

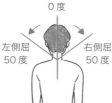

0 度

左側屈
50 度

右側屈
50 度

股

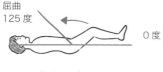

屈曲
125 度

0 度

伸展 15 度

0 度

基本軸：体幹と平行な線
移動軸：大腿部（大転子と大腿骨外踝の中心を結ぶ線）
※骨盤と脊柱を十分に固定する。屈曲は背臥位、膝屈
　曲位で行う。伸展は腹臥位、膝伸展位で行う。

80

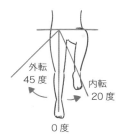

基本軸：両側の上前腸骨棘を結
ぶ線への垂直線
移動軸：大腿中央線（上前腸骨
棘より膝蓋骨中心を結ぶ線）
※背臥位で骨盤を固定する。下
肢は外旋しないようにする。
内転の場合は、反対側の下肢
を屈曲挙上してその下を通し
て内転させる。

外転 45 度
内転 20 度
0 度

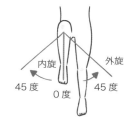

基本軸：膝蓋骨より下ろし
た垂直線
移動軸：下腿中央線（膝蓋
骨中心より足関節内外踝中
央を結ぶ線）
※背臥位で、股関節と膝関
節を 90 度屈曲位にして
行う。骨盤の代償を少な
くする。

内旋 45 度
0 度
外旋 45 度

膝

基本軸：大腿骨
移動軸：腓骨（腓骨頭と外
踝を結ぶ線）
※屈曲は股関節を屈曲位で
行う。

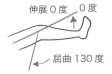

伸展 0 度　0 度

屈曲 130 度

足

基本軸：腓骨への垂直線
移動軸：第 5 中足骨
※膝関節を屈曲位で行う。

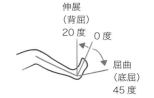

伸展
（背屈）
20 度　0 度

屈曲
（底屈）
45 度

🐾 皮膚障害の発生要因とリスクの予測

📰 手術室で認められる皮膚障害

褥瘡
- 日本褥瘡学会の定義：「身体に加わった外力は骨と皮膚表層の間の軟部組織の血流を低下、あるいは停止させる。この状況が一定時間持続されると組織は不可逆的な阻血性障害に陥り褥瘡となる」[4]
- 自重によって圧迫され続けることによって発生する皮膚障害
- 手術室で判定される褥瘡は、発赤や水疱・表皮剥離などの比較的浅い NPUUAP/EPUP 分類のカテゴリ / ステージ II までの褥瘡だが、深部損傷褥瘡（DTI）など、術後にそれ以上の障害が生じる場合もあり、褥瘡対策が重要である[5]。

医療関連機器圧迫創傷（medical device related pressure ulcers；MDRPU）
- 日本褥瘡学会の定義：「医療関連機器による圧迫で生じる皮膚ないし下床の組織損傷で、厳密には従来の褥瘡すなわち自重関連褥瘡（self load related pressure ulcer）と区別される。ともに圧迫創傷であり広い意味では褥瘡の範疇に属する」[6]
- 国際褥瘡諮問委員会（National Pressure Injury Advisory Panel；NPIAP）では、在宅ケアの現場も考慮して、医療目的ではない眼鏡、ボールペンやヘアブラシなどのモノやその他の機器（携帯電話やテレビのリモコンなど）を含めて、医療関連機器を拡大解釈して「M：medical」を削除して機器圧迫創傷（DRPU）と定義[5]
- MDRPU/DRPU は、あらゆる「モノ」が原因となって発生する。

深部損傷褥瘡（deep tissue injury；DTI）
- 組織の内部で圧力による負荷および虚血による代謝障害によって、組織の壊死が起こっている状態のこと
- 脂肪組織や殿筋が発達している人に多く見られ、骨突出部と一致しない部位に一部は消退する発赤でその他の部位は消退しない発赤を呈する二重発赤が生じる（写真）。

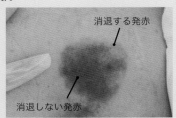

消退する発赤

消退しない発赤

- 手術を受ける患者は比較的健康状態が良好な患者が多いため、DTI の発生リスクが高くなるため注意が必要である。

■ 手術室での褥瘡発生要因とリスクの予測

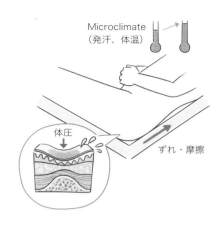

Microclimate
（発汗、体温）

褥瘡発生要因の 4 項目

- 一般的な褥瘡発生要因は、体圧、ずれ・摩擦、microclimate（皮膚局所の温度、湿潤）の 4 項目です（図）。
- 最も重要な褥瘡発生要因は体圧です。体圧は骨突出部で高い圧力がかかります。
- ずれは手術台を頭低位や頭側挙上にしたり、ローテーションをしたときに生じます。
- 摩擦は皮膚とシーツ・マットレスの間で生じます。
- microclimate（発汗や体温）はマットレスと身体との接触面の温度が上昇して高体温となったり、発汗で湿潤した状態になることです。

体圧

ずれ・摩擦

 ポイント

　米国周術期麻酔看護学会では正常体温は 36～38℃とされている。また、周術期低体温予防のフローチャートで麻酔管理中は 36.5℃以上に維持するように加温することとされている。低体温ではシバリングが発生して酸素消費量の増加や心筋梗塞などの心血管系の合併症の増加、手術部位感染の発生率が増加する。褥瘡予防の観点からは中枢温が 38.1℃以上の高体温にならないようにすることが望ましいが、低体温やシバリングの発生は避けなければならない。

　重要なことは、患者要因や体位・術式、循環動態などの手術関連要因と麻酔管理状況などをアセスメントして麻酔科医と相談をしながら体温管理行うことである。低体温での合併症予防を行い、そして、褥瘡発生も予防できるように介入する。

褥瘡対策の考え方

- 術中の褥瘡発生要因は、患者要因、手術関連要因、ケア要因に分類して考えると理解しやすくなる。
- 術中の褥瘡発生要因には介入ができない要因（年齢、性別、手術時間、循環動態など）があるため、介入ができる要因に対して対策をとる。
- ☑ 患者要因：年齢、性別、BMI、栄養状態、糖尿病、皮膚の脆弱など
- ☑ 手術関連要因：手術時間、体位／術式、高／低体温、発汗、手術台のローテーション、血圧低下など
- ☑ ケア要因：多層性シリコンフォームドレッシング、体位固定法／固定具など
- ＊ 術中の褥瘡発生に最も影響がある要因は手術時間である。したがって手術室では、一般的な褥瘡発生要因である体圧、ずれ・摩擦、microclimate に加えて、手術時間が褥瘡発生要因となる。

（吉村美音）

❷ 体位別の体位固定

術式と術野の状況、患者の状態をアセスメントして体位固定の方法を考えます。末梢神経障害、皮膚障害を予防するためには、メカニズムを理解してエビデンスに基づいた対策をとることが必要です。

🐾 褥瘡対策の基本

📛 圧再分配

褥瘡対策の基本は圧再分配です。圧再分配とは、臥位や座位をとる場合に長時間にわたり同一部位にかかる圧力を減少させることで、「沈める」「包む」「経時的な接触部分の変化」を言います。

経時的に接触部分を変化させるというのは体位変換のことで、術中は行うことができません。したがって、手術室では体圧分散用具を用いて「沈める」「包む」の２つで対策を取ることになります。

注目！

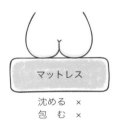

沈める ×
包む ×

体圧分散用具に沈めることも包み込むこともできていない。

（文献3を参考に作成）

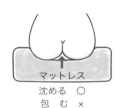

沈める ○
包む ×

体圧分散用具に沈めることはできているが、体圧分散用具に接していない部位があり、包み込むことができていない。

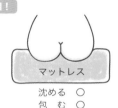

沈める ○
包む ○

体圧分散用具に接していない部位がない。沈めること、包み込むことの両方ができている。

注意！ 体圧分散マットレスにはソフトナース®イエローピンク・ソフトナース®ピンク（アルケア社）がよく使われる。ソフトナース®イエローピンクはイエローの面が身体を沈み込ませるためにやや柔らかく、ピンクの面は身体を支えるためやや硬くなっている２層構造である。ソフトナース®イエローピンクを使用する場合、イエロー面が患者に接する側になる。

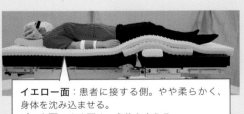

イエロー面：患者に接する側。やや柔らかく、身体を沈み込ませる。
ピンク面：やや硬く、身体を支える。

📛 褥瘡発生要因４項目への対策

体圧
- 手術台付属のマットレスだけより、その上に体圧分散マットレス（ウレタンフォームクッション）を重ねて敷いた方が体圧は軽減される。
- 身体と体圧分散マットレスとの接触面積を広くして体圧を分散させる。
- 体位調整後に骨突出部の置き直しを行うことで体圧が軽減される。
- 「褥瘡予防・管理ガイドライン」に基づいて病棟では２時間ごとに体位変換が行われている。それを参考にして術中の除圧も基本的に２時間ごとに行う。しかし、手術の進行状況で行えないときは無理に行わず、手術進行に支障がない範囲内（長時間手術の場合は、４〜６時間ごと）で執刀医に確認をして除圧を行う。

ずれ、摩擦

- 体位の調整を行うとずれが生じるため、体位調整後に置き直しを行うことでずれを除去する。
- 身体の固定には、広い面で強固な体位保持ができる陰圧式固定具を使用し、体がずれないようにする。マジックベッド®使用時には、固定具の内側（患者に接する側）で愛護的に（体圧分散マットレス：体圧軽減）支える。
- 局所に発生するずれ、摩擦には多層性シリコンフォームドレッシングを貼布してずれを逃がし、摩擦を軽減する。
- 術中は用手的除圧を行い、ずれを逃がす。

Microclimate

- 多層性シリコンフォームドレッシング（メピレックス®ボーダー：メンリッケヘルスケア社）を貼付して湿潤した状態を改善する。
- 発汗したり、中枢温が38.1℃以上になると褥瘡が発生しやすくなる。術中の体温は36.5℃以上、または36.0～38.0℃の正常体温を維持するよう、温風式加温装置の温度設定を変更したり風量を調節して体温管理を行う。

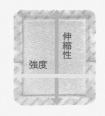

これも覚えておこう！

ドレッシングの選択

　NPUAP/EPUAP ガイドラインでは多層性シリコンフォームドレッシングが推奨されています [5]。多層性シリコンフォームドレッシングは多層構造で体圧を分散し、ドレッシングの中でフォーム材がずれることで皮膚にずれが伝わりにくくなります・多層性シリコンフォームドレッシング（メピレックス®ボーダー）には湿潤した状態を調整する働きがあります。

　多層性シリコンフォームドレッシングに使われているシリコーンテープは皮膚や体毛を引っ張りにくいため、剥離刺激を軽減させることが

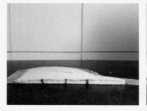 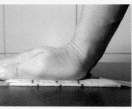

左：ずれを負荷する前、右：ずれを負荷した後
多層性シリコンフォームドレッシングの中でフォーム素材がずれているため、皮膚にずれが伝わりにくい。

できます。皮膚が脆弱な患者（例えば、高齢者の脆弱な肌）にも使うことができます。また、ドレッシングを剥がすときに剥離剤を使わなくても皮膚を損傷することなく除去できます。さらに、角質を剥離することが少ないため貼り直しも可能です。

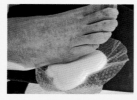

［事例］80代　女性　大腿骨頚部骨折

　全身の皮膚乾燥が著明で、紫斑もあり、ティッシュペーパー様の皮膚で、スキン-テアの発生リスクが高い患者でした。第5中足骨の骨頭部と外踝に発赤があったため、術前に多層性シリコンフォームドレッシングを貼付しました。術後にドレッシングを剥がすときは、剥離剤を使わなくても皮膚を損傷することなくシリコンのテープを剥がすことができます。ドレッシングは、再度、貼付して病棟へ帰室しました。

メピレックス®ボーダープロテクトスクエアの貼り方

　ここでは、メピレックス®ボーダープロテクトスクエアの貼り方をパークベンチ体位と4点フレームでの腹臥位を例にあげて説明します。

　メピレックス®ボーダープロテクトスクエアには、身体の湾曲に対応するように作られた伸縮がある向きと、ずれに対応した強度がある向きがあります。ずれが生じるのかをアセスメントし、その部位の全体が覆えるよう適切なサイズを選択して貼付します。

■パークベンチ体位

　引っぱって伸びない方向（強度）と伸びる方向（伸縮性）を確認します。カバーフィルムの継ぎ目がある方が強度がある向きです。陰圧式固定具を用いて体位固定を行う場合は前胸部と背部側は支持されているので、ずれは生じないと考えられます。頭側挙上したときに赤色矢印方向にずれが生じます。黄矢印の強度がある向きを赤矢印に合わせます。

■ 4点フレーム

4点フレームのパッドは内側に傾斜しているので、赤色矢印方向にずれが生じます。黄矢印の強度がある向きを赤矢印に合わせます。
カバーフィルムの継ぎ目がある方が強度がある向きです。

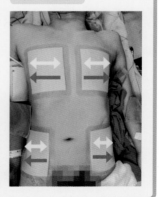
4点フレーム

パークベンチ体位

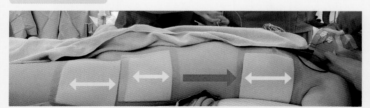

根拠

よくあるギモン

フィルムは褥瘡予防に効果があるのですか？

フィルムには摩擦予防の効果しかなく、体圧、ずれ、microclimate には効果がありません。フィルムは半透過性のため、発汗が多い場合や皮膚が脆弱な患者では粘着部がかぶれることがあります。また、剥離刺激があり、フィルムの辺縁が引っ張られることで水疱や表皮剥離といった二次損傷が生じることもあります[7]。重要なことは、手術創以外の皮膚損傷を作らないことです。褥瘡や MDRPU などを予防することはもちろんですが、褥瘡予防のために貼ったドレッシングが原因で二次損傷を起こしてしまうことは避けなければいけません。

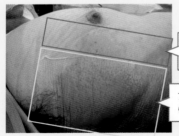

フィルムが貼られていない

フィルムが貼られている

パークベンチ体位でフィルムでの褥瘡対策を行っていたときに右側胸部に発生した褥瘡です。フィルムを貼っている部位（黄色枠内）とフィルムが貼られていない部位（赤色枠内）とで同じように褥瘡が発生しています。フィルムでは手術室で発生する褥瘡を予防することが難しいということが理解できると思います。重要なことは、患者要因、手術関連要因をアセスメントして、エビデンスに基づいて有効な褥瘡対策を行うことです。ドレッシングが必要な場合は、「適切なドレッシングを必要な部位に貼布すること」です。

褥瘡を予防するためには体圧を 32mmHg より低くするのですか？

熊谷らの報告では、4点フレームを用いた脊椎後方手術で腸骨部の体圧を術中に連続測定したところ、褥瘡（ステージⅠ／カテゴリーⅠ）が発生した最大体圧値の平均は 225.1mmHg でした[8]。パークベンチ体位で側胸部の体圧を術中に連続測定したわれわれの報告では、最大体圧値の平均は褥瘡が発生しなかった群で 94.5±23.1mmHg、褥瘡が発生した群では 119.1±36.4mmHg でした[9]。

褥瘡予防のためには体圧を「32mmHg 以下にする」という指標が使われています。しかし、このデータは 1930 年の論文に書かれているもので、その当時の実験器具は現在とは異なり簡単なものでした。さらに、測定したのは「毛細血管の内圧」であって、体圧を測定した数値ではありません。今日、実際の臨床の現場では体圧分散マットレスが普及したこともあり、褥瘡が発生する体圧は 32mmHg より高い体圧ということが示されています。

何時間以上で褥瘡が発生しやすくなるのですか？

根拠

われわれは、パークベンチ体位の手術において 6 時間以上で褥瘡が発生しやすくなることを報告しました[10]。褥瘡ハイリスク患者ケア加算では「6 時間以上の全身麻酔下による手術を受けたもの」とされています。6 時間という手術時間が重要な指標の 1 つになります。

🐾 仰臥位

褥瘡好発部位：後頭部、肩甲骨部、肘頭部、仙骨部、踵部

褥瘡発生 4 項目のうち関連する要因

要因 対策	ケア	使用物品
圧力	圧再分配	ウレタンフォームクッション

体圧分散を行うためにウレタンフォームクッションで下肢全体を保持する。踵部全体がクッションに接しないようにする。

注意！ 踵は免荷が基本

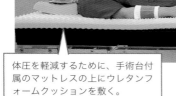

体圧を軽減するために、手術台付属のマットレスの上にウレタンフォームクッションを敷く。

全身用ウレタンフォームクッションの下に下肢用クッションを入れる。この状態で踵部はほぼ浮いている状態になっている。

根拠 下肢の下に直接、クッションを挿入すると大腿が浮いてしまう。下肢とクッションの接触面積を大きくするために全身用ウレタンフォームクッションの下にクッションを入れる。

▨ 起こりやすい末梢神経障害

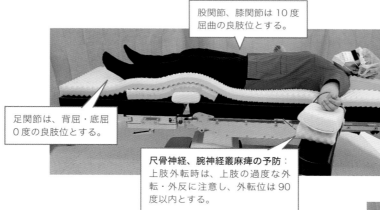

股関節、膝関節は 10 度屈曲の良肢位とする。

足関節は、背屈・底屈 0 度の良肢位とする。

腕神経叢麻痺の予防：頭頚部の過剰な左右の屈曲・伸展がないようにして、体幹の中心に合わせる。

尺骨神経、腕神経叢麻痺の予防：上肢外転時は、上肢の過度な外転・外反に注意し、外転位は 90 度以内とする。

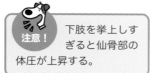

注意！ 下肢を挙上しすぎると仙骨部の体圧が上昇する。

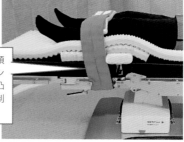

腓骨神経麻痺の予防：抑制帯での腓骨小頭の圧迫を避ける。ウレタンフォームクッション（ソフトナース®ピンクの場合、凹凸がある側が下肢に接する側）を挟んで抑制帯で大腿、または下腿を固定する。

過伸展の予防：手術台と上肢台の高さを合わせて、肘関節は 10〜20 度屈曲する。ソフトナース®イエローピンクを手術台と上肢台に敷いて高さを合わせる。肘関節を屈曲させるために前腕のソフトナース®イエローピンクの下にソフトナース®ピンクを敷いている。

尺骨神経麻痺の予防：抑制帯での肘関節の圧迫を避ける。前腕は回内・回外中間位として肘関節の圧迫、伸展しないように固定する。

橈骨神経麻痺の予防：抑制帯は、前腕で 2 横指ゆとりを持たせて固定する。

ポイント
手術台のローテーション、頭低位にした際は確認する。

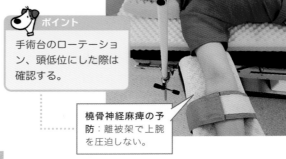

橈骨神経麻痺の予防：離被架で上腕を圧迫しない。

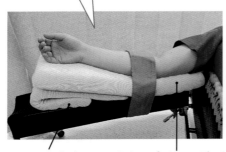

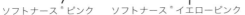

ソフトナース®ピンク　　ソフトナース®イエローピンク

注意！ ソフトナース®ピンクを上腕から入れると体幹と上肢の高さが合わなくなる。

上肢を体側に沿わせて、肩枕を入れる場合

手関節の良肢位を保持できるようクッションを調整する。

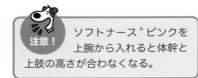

注意！ 腕神経叢麻痺の予防：肩枕を入れたときは腕神経叢が過度に伸展するため肘関節を 10 度屈曲して過伸展を軽減させる。肘関節の屈曲が 80〜90 度を超えると尺骨神経麻痺の原因となる。

よくあるギモン

下肢の下に入れるクッションは直接、身体の下に入れるのですか？
　手術台付属の上にマットレスを敷いている場合は、下肢の下に直接入れるのではなく、マットレスの下に入れます。そうすることで、大腿部がマットレスと接し、下肢の接触面積が大きくなり、圧再分配が行えます。

術中に踵部の除圧ができれば下肢にクッションは入れなくてもよいですか？
　踵部は褥瘡が発生しやすい部位であり、踵部は免荷が基本なので、クッションは入れます。また、体位は「安楽」である必要があります。良肢位を保持しながら体位固定をするために下肢にクッションを入れます。

起こりやすい固定の崩れ

　手術台のローテーションが行われた場合は、上肢が上肢台からずれ落ちたり、下肢が手術台から落ちていることがあるため、手術台のローテーションが行われたときや時間を決めて観察します。

🐾 側臥位・腎体位

褥瘡好発部位：耳介部、肩峰部、側胸部、腸骨部、大転子部、膝部（内顆・外顆）、足関節（内顆・外顆）

褥瘡発生要因4項目のうち関連する要因

要因 \ 対策	ケア	使用物品
圧力	圧再分配	ウレタンフォームクッションとゲル状マット
ずれ	強固な体位固定 ドレッシングの貼付	陰圧式固定具（と側板） 多層性シリコンフォームドレッシング
摩擦	ドレッシングの貼付	多層性シリコンフォームドレッシング

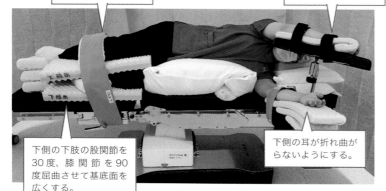

上側と下側の下肢の膝関節が重なり合わないようにする。

若杉氏の上肢台の辺縁で上腕が圧迫されないようにする。

下側の下肢の股関節を30度、膝関節を90度屈曲させて基底面を広くする。

下側の耳が折れ曲がらないようにする。

注意！ 側臥位では身体の下側に高い体圧がかかり、腎体位では手術台を折り曲げることでそれに加えてずれが生じるため、褥瘡発生リスクが高くなる。

ポイント 患者要因、手術関連要因をアセスメントして褥瘡発生リスクが高い場合は、褥瘡好発部位に多層性シリコンフォームドレッシングを貼付する。

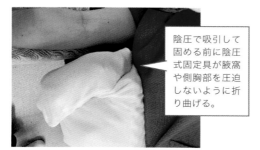

陰圧で吸引して固める前に陰圧式固定具が腋窩や側胸部を圧迫しないように折り曲げる。

術前のセッティング

固い陰圧式固定具が身体に直接当たらないように白カバー内にウレタンフォームクッションを入れている。

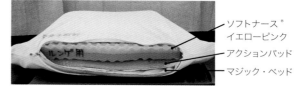

ソフトナース®
イエローピンク
アクションパッド
マジック・ベッド

ポイント 陰圧式固定具（マジック・ベッド）を使用するときは、マジック・ベッドが身体に直接当たらないようにウレタンフォームクッションやゲル状パッド、または、その両方をマジック・ベッドの上に敷く。

起こりやすい末梢神経障害

側臥位

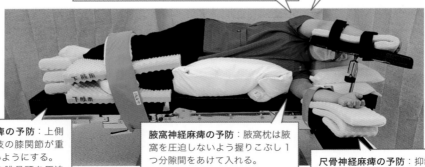

尺骨神経麻痺の予防：若杉氏の上肢台による肘関節の圧迫を避ける。
安楽な体位：上側の上肢は肩部より挙上させない、肩関節は屈曲（前方向挙上）90度以内とする。

頭部と脊柱線を結んだ線が手術台と平行になるようにする。

腓骨神経麻痺の予防：上側と下側の下肢の膝関節が重なり合わないようにする。下側の下肢の腓骨頭を圧迫しないように手術台の上に敷いたウレタンフォームクッションの位置を調整する（p.98 を参照）。

腋窩神経麻痺の予防：腋窩枕は腋窩を圧迫しないよう握りこぶし1つ分隙間をあけて入れる。

尺骨神経麻痺の予防：抑制帯は肘関節を避けて上腕、前腕で固定する。肘関節は10度屈曲させて固定する。
橈骨神経麻痺の予防：2横指程度のゆとりを持たせて固定する。手術台と下側の上肢台の高さが同じになるようにクッションで調整する。離被架や若杉氏の上肢台の支柱が上腕にあたらないように立てる。

注意！ 手術台のローテーション、頭低位にした際に上肢が上肢台からずれ落ちていないか確認する。

尺骨神経麻痺の予防：若杉氏の上肢台による肘関節の圧迫を避ける。
安楽な体位：上側の上肢は肩部より挙上させない、肩関節は挙上（前方向挙上）90度以内とする。

腎体位

腓骨神経麻痺の予防：上側と下側の下肢の膝関節が重なり合わないようにする。下側の下肢の腓骨頭を圧迫しないように手術台の上に敷いたウレタンフォームクッションの位置を調整する。

腋窩神経麻痺の予防：腋窩枕は腋窩を圧迫しないよう握りこぶし1つ分隙間をあけて入れる。

腕神経叢麻痺の予防：腰部でベッドを折り曲げることにより、頭頚部が屈曲・伸展しやすい。枕の高さを頭部と脊柱を結んだ線が手術台に対して平行になるように調整する。

尺骨神経麻痺の予防：抑制帯は肘関節を避けて上腕、前腕で固定する。肘関節は10度屈曲させて固定する。
橈骨神経麻痺の予防：2横指程度のゆとりを持たせて固定する。手術台と下側の上肢台の高さが同じになるようにクッションで調整する。離被架や若杉氏の上肢台の支柱が上腕にあたらないように立てる。

注意！ 手術台のローテーション、頭低位にした際は確認する

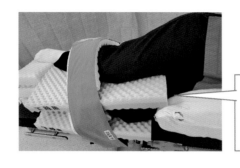

腓骨神経麻痺の予防：抑制帯による腓骨小頭と膝関節の圧迫を避ける。
ウレタンフォームクッション（ソフトナース®の場合、凹凸がある面が下肢に接する側）の上から抑制帯で固定する。

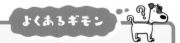
よくあるギモン

腓骨頭を圧迫しないように大腿と下腿にクッションを入れて膝部分を浮かせることは、褥瘡予防の観点からは何か影響がありますか？

　褥瘡予防の観点からは圧再分配（p.83参照）が基本的な考え方です。腓骨頭を圧迫しないように大腿と下腿にクッションを入れると下肢での圧再分配「沈める」「包む」が行えていないことになります（p.98参照）。それだけではなく、股関節が外旋することで良肢位が保持できていないことにも注意が必要です。さらに、大腿と下腿にクッションを挿入することでクッションを挿入した部位と側臥位の褥瘡好発部位である大転子部、足関節の外踝と踵部の体圧が高くなっていることにも注意が必要です（p.99参照）。また、接触面積が小さくなっています。ただし、神経障害予防の観点からは、腓骨頭は圧迫せずに浮いている方が麻痺を生じる可能性は低くなります。クッションを挿入する場合は、クッションの大きさや挿入方法に注意が必要です。クッションを挿入する方法のほかに、クッションの継ぎ目を利用して腓骨頭の圧迫を避ける方法があります（p.99参照）。クッションをずらして隙間を作ることで良肢位を保持しながら腓骨頭の圧迫を避け、圧再分配を行い、できるだけ接触面積が小さくならないようにします。

■ 起こりやすい固定の崩れ

　マジック・ベッドを使用する場合、1分30秒で固まります。それより短い時間では固まったように見えても術中に柔らかくなり、体位が崩れる危険があります。

👣 腹臥位（4点フレーム）

褥瘡好発部位：前額部、頬部、下顎部、前胸部、腸骨部、膝部、陰部（男性の場合）

褥瘡発生4項目のうち関連する要因

要因 \ 対策	ケア	使用物品
圧力	圧再分配	ウレタンフォームクッション
ずれ	ドレッシングの貼付	多層性シリコンフォームドレッシング
摩擦	ドレッシングの貼付	多層性シリコンフォームドレッシング

注意！ 4点フレームのパッドは内側に傾斜しているため、前胸部と腸骨部にずれが生じる。局所のずれは多層性シリコンフォームドレッシングで除去する。

4点フレームのパッドの上にウレタンフォームクッションを追加して使用する。

膝関節の屈曲は45度以下とする（10〜30度で膝部にかかる圧が低くなる）。

眼球（迷走神経反射と失明予防）、鼻部、口唇にクッションがあたらないようにし、顔面はウレタンフォームクッションで保持する。

足趾が手術台に接しないようにクッションの高さを調整する。

頸椎が屈曲、伸展していると1カ所に体圧が集中するため、屈曲・伸展していない高さに枕を固定する。
MDRPU予防：気管チューブや胃管、脳波モニターコードで顔面が圧迫されないようにする。

下肢全体をクッションで保持し、接触面を大きくする。

手術台と大腿の間に隙間がないようにクッションを入れて接触面積を大きくする。

注意！ 脳波モニターでの前額部の圧迫は避けられないため、術中は2時間ごとに顔面の除圧を行う。多層性シリコンフォームドレッシングには体圧とずれ・摩擦を軽減する効果があるため、脳波モニターの上から貼付してもよい。

注意！ 足背もクッションで保持して接触面積を大きくする。

注目！ 陰部が圧迫されていない。

起こりやすい末梢神経障害

頸椎の手術のときは上肢を体幹に沿わせて固定しますが、手掌は体幹向きにして固定します。

大腿外皮神経麻痺の予防：下腿側の四点フレームによって、上前腸骨棘部が圧迫されていないか確認する。

頸椎が屈曲・伸展していない高さに枕を固定する。

安楽な体位：上肢台にのせたときに肩部が挙上しないようにする。肩関節90度外転、肘関節90度屈曲、前腕90度回内（手背が上）させて上肢台にのせる。

外側腓骨損傷の予防：抑制帯で下肢を圧迫すると生じることがあるため注意する。外転（足を開いて）して、ベッドの縁側に来ることによって下肢の抑制帯で腓骨小頭を圧迫しないようにする。ウレタンフォームクッション（ソフトナース®ピンクの場合、凹凸がある側が下肢に接する側）の上から抑制帯で固定する

尺骨神経麻痺の予防：抑制帯は肘関節を避けて前腕で固定する。肘頭部が過度に圧迫されていなか確認する
橈骨神経麻痺の予防：2横指程度のゆとりを持たせて固定する。

注意！ 高齢な患者も多いため、関節拘縮があったり、肩部の関節可動域が狭く上肢台に上肢がのらないこともあるため、クッションで高さや位置を調整するなど工夫が必要になる。

よくあるギモン

顔面の除圧では、顔を持ち上げる以外の方法はどうすればよいですか？
手をクッションと顔面の間から挿入して、クッションを押し下げて隙間をつくることで除圧を行います。

起こりやすい固定の崩れ

頚椎の手術のときは上肢を体幹に沿わせて固定しますが、上肢がフレームにのらないこともあります。側板や上肢台（伸縮式）を使って上肢を保持するなどの工夫が必要です。

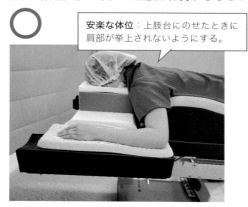

○ 安楽な体位：上肢台にのせたときに肩部が挙上されないようにする。

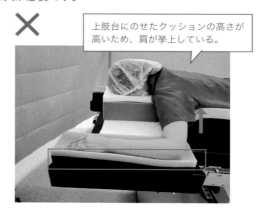

× 上肢台にのせたクッションの高さが高いため、肩が挙上している。

🐾 座位

褥瘡好発部位：仙骨部、踵部

褥瘡発生4項目のうち関連する要因

要因 ＼ 対策	ケア	使用物品
圧力	圧再分配	ウレタンフォームクッション
ずれ	強固な体位固定	ゲル状マット
	ドレッシングの貼付	多層性シリコンフォームドレッシング
摩擦	ドレッシングの貼付	多層性シリコンフォームドレッシング

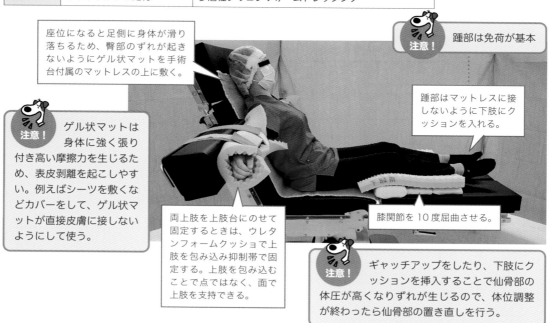

座位になると足側に身体が滑り落ちるため、臀部のずれが起きないようにゲル状マットを手術台付属のマットレスの上に敷く。

注意！ ゲル状マットは身体に強く張り付き高い摩擦力を生じるため、表皮剥離を起こしやすい。例えばシーツを敷くなどカバーをして、ゲル状マットが直接皮膚に接しないようにして使う。

両上肢を上肢台にのせて固定するときは、ウレタンフォームクッショで上肢を包み込み抑制帯で固定する。上肢を包み込むことで点ではなく、面で上肢を支持できる。

注意！ 踵部は免荷が基本

踵部はマットレスに接しないように下肢にクッションを入れる。

膝関節を10度屈曲させる。

注意！ ギャッチアップをしたり、下肢にクッションを挿入することで仙骨部の体圧が高くなりずれが生じるので、体位調整が終わったら仙骨部の置き直しを行う。

92

起こりやすい末梢神経障害

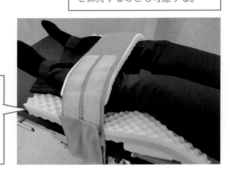

腕神経叢麻痺の予防：頭頚部は屈曲しないよう、ウレタンフォームクッションの凸凹面が顔に当たるようにして固定する。上肢の外転位は 90 度以内とする。

坐骨神経麻痺の予防：膝関節は 10 度の屈曲、股関節は 10 ～30 度の屈曲、内旋・外旋中間位、外転 0～10 度となるように下肢全体にクッションを挿入して股関節、膝関節、足関節の屈曲角度が生理的な可動域範囲内にする。

尺骨神経麻痺の予防：抑制帯は肘関節の圧迫を避けて、上腕と前腕を固定する。
前腕は回内・回外中間位として肘関節の圧迫、伸展しないように固定する。
抑制帯だけでは固定力が弱いため、テープで補強して上肢全体を保持することも考慮する。

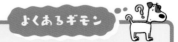

腓骨神経麻痺の予防：抑制帯により腓骨小頭と膝関節が圧迫されないように大腿部、または膝関節の下の下腿で固定する。
ウレタンフォームクッション（ソフトナース®ピンクの場合、凹凸がある側が下肢に接する側）の上から抑制帯で固定する。

よくあるギモン

座位での手術で身体がずれ落ちるときの予防法はありますか？

　ゲル状マットはずれを止める働きがあるため、座位のときに使います。しかし、ゲル状マットは体圧分散機能が低いので、長時間手術のときは仙骨部にドレッシングを貼付し、体位調整後に置き直しを行い、術中の除圧を行います。ゲル状マットは直接、身体に接すると皮膚に密着します。その状態では、ずれ力が生じたときに全くずれずに大きな剪断力が負荷されることがあります。また、ゲル状マットは皮膚へぴったりと張り付くため表皮剝離を起こすこともあるので注意が必要です。

起こりやすい固定の崩れ

- 頭部が前後左右に屈曲・伸展しやすいので、適宜、観察します。
- 上肢が上肢台からずれ落ちることがあるため、適宜、観察します。

🐾 砕石位（頭低位）

褥瘡好発部位：後頭部、肩部（頭低位）、肩甲骨部、肘頭部、仙骨部、踵部

褥瘡発生4項目のうち関連する項目

要因＼対策	ケア	使用物品
圧力	圧再分配	ウレタンフォームクッションとゲル状マット
ずれ	強固な体位固定	陰圧式固定具と側板、頭部：ゲル状枕
	ドレッシングの貼付	多層性シリコンフォームドレッシング
摩擦	ドレッシングの貼付	多層性シリコンフォームドレッシング

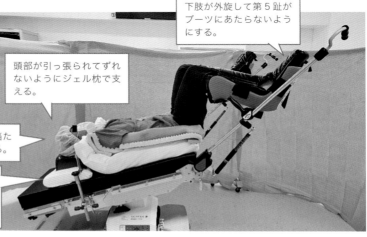

ポイント

患者要因、手術関連要因から褥瘡発生リスクをアセスメントして、必要時には仙骨部に多層性シリコンフォームドレッシングを貼付する。

下肢が外旋して第5趾がブーツにあたらないようにする。

頭部が引っ張られてずれないようにジェル枕で支える。

陰圧式固定具が顔に当たっていないか確認する。

肩部に追加してウレタンフォームクッションを挿入する 陰圧式固定具の外側を側板で固定する。

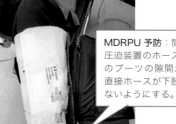

MDRPU予防：間欠的空気圧迫装置のホースを支脚器のブーツの隙間から出し、直接ホースが下肢にあたらないようにする。

注意！ 両下肢を挙上すると仙骨部の体圧が上昇して、ずれが生じるため、体位の調整が終わったら仙骨部の置き直しを行う。

注意！ 患者の体格や手術時間をアセスメントして側板を使う必要があるのか、側板を使用しなくても体位保持が可能かを判断する。

ポイント

術中の除圧として、同一部位にかかっている体圧を分散するために、手術の進行状況を見ながら手術台を水平に戻すことも行う（4〜6時間を目安に）。

術前のセッティング

固い陰圧式固定具が身体に直接あたらないように、白カバー内にウレタンフォームクッションを入れている。

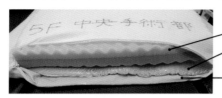

ソフトナース®
アクションパッド
マジック・ベッド

注意！ 長時間の手術の場合は、陰圧式固定具（マジック・ベッド）の上にウレタンフォームクッションを敷いただけではウレタンフォームクッションが底付きをしてしまうので、マジック・ベッドとウレタンフォームクッションの間にゲル状マットを敷く。底付きとは、身体が下の固い面に接している状態をいう。この状態では体圧分散の効果はない。

■ 起こりやすい末梢神経障害

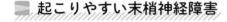

総腓骨神経麻痺の予防：踵が浮いて、ブーツの縁で下腿を支えてないかを確認する。

腕神経叢麻痺の予防：頭部がずれることで腕神経叢が伸展しないようにジェル枕で支える。

尺骨神経麻痺の予防：抑制帯での肘関節の圧迫を避け、前腕で固定する。

総腓骨神経麻痺の予防：ブーツに下肢を平行にのせる。ブーツで腓腹神経を圧迫しない。

注意！ コンパートメント症候群予防のために、2時間を目安に支脚器から下肢を浮かせて除圧を行う。

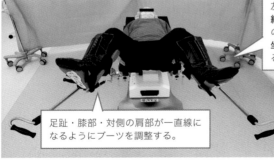

坐骨・大腿・総腓骨神経麻痺の予防：股関節は左右外転45度以内、屈曲は90度以内とする。
総腓骨神経麻痺の予防：膝関節は70～80度の屈曲とする。
坐骨・大腿神経麻痺の予防：左右対称に固定する（脱臼予防）。

足趾・膝部・対側の肩部が一直線になるようにブーツを調整する。

 ポイント

長時間の手術の場合は、手術の進行状況を見ながら下肢の除圧を行う。

よくあるギモン

陰圧式固定具を使っているときは、術中の除圧をどのようにすればよいですか？
医師にも協力を依頼して、身体を軽く持ち上げて除圧を行います。用手的除圧が難しい場合は、手術台を頭低位から水平に戻します。術前に医師と除圧のタイミングを話し合っておくことが大切です。
手が挿入できないときは、クッションを押し下げて除圧を行うことも効果があります。

■ 起こりやすい固定の崩れ

術中に支脚器を操作しますが、そうすると腓腹部が圧迫されたり、踵部の位置がずれることがあるので確認します。

🐾 パークベンチ体位

褥瘡好発部位：側胸部、腸骨部、大転子部、膝部（内顆・外顆）、足関節（内顆・外顆）

褥瘡発生4項目のうち関連する項目

要因　　対策	ケア	使用物品
圧力	圧再分配	ウレタンフォームクッションとゲル状マット
ずれ	強固な体位固定	陰圧式固定具と側板
	ドレッシングの貼付	多層性シリコンフォームドレッシング
摩擦	ドレッシングの貼付	多層性シリコンフォームドレッシング
microclimate	ドレッシングの貼付	多層性シリコンフォームドレッシング
	体温管理	温風式加温装置や掛け物による正常体温の維持、発汗しないように管理する。

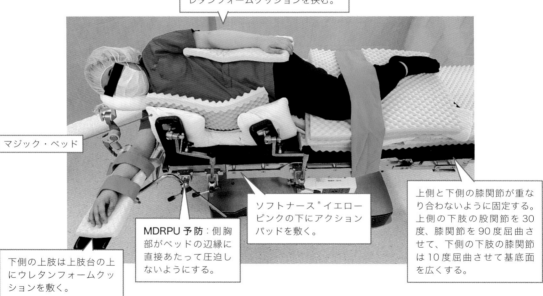

上側の上肢は体幹に沿わせる。上肢と体幹の皮膚が接触しないようにウレタンフォームクッションを挟む。

マジック・ベッド

下側の上肢は上肢台の上にウレタンフォームクッションを敷く。

MDRPU予防：側胸部がベッドの辺縁に直接あたって圧迫しないようにする。

ソフトナース®イエローピンクの下にアクションパッドを敷く。

上側と下側の膝関節が重なり合わないように固定する。上側の下肢の股関節を30度、膝関節を90度屈曲させて、下側の下肢の膝関節は10度屈曲させて基底面を広くする。

> **注意！** パークベンチ体位では術野が頭部の小さい範囲のみで、その他の身体が覆布で覆われる。術中は低体温予防のため温風式加温装置で積極的加温を行うため、うつ熱になることがある。そのため、褥瘡発生に高体温と発汗というmicroclimateが関連する。パークベンチ体位では、体圧、ずれ、摩擦だけでなくmicroclimateへの対策として体温管理が非常に重要になる。

🔳 起こりやすい末梢神経障害

腓骨神経麻痺の予防：抑制帯による腓骨小頭と膝関節の圧迫を避ける。

橈骨神経麻痺の予防：抑制帯は2横指ゆとりを持たせて固定する。

尺骨神経麻痺の予防：下側の上肢では抑制帯による肘部の圧迫を避ける。回内・回外中間位で固定する。

腋窩神経麻痺の予防：下側上肢がベッドの辺縁に直接あたって圧迫しないようにする。

安楽な体位：上側の下肢の股関節を30度、膝関節を90度屈曲させ、下側の下肢の膝関節を10度屈曲させて良肢位を保持する。ウレタンフォームクッション（ソフトナース®の場合、凹凸がある側が下肢に接する側）の上から抑制帯で固定する。

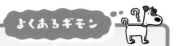

よくあるギモン

除圧のタイミングはどうすればよいですか？
　顕微鏡を入れる時、外すときは除圧を行うようにします。手術が始まって4〜5時間で除圧ができることが望ましいです。しかし、手術の進行を妨げることは避けなければならないので、医師に除圧が行えるタイミングで声をかけてもらうように依頼をしておきます。パークベンチ体位での手術では下肢は観察がしやすいため、2時間ごとに腓骨頭が圧迫されていないか確認して、膝部のクッションを押し下げる方法で除圧を行います。

パークベンチ体位での長時間手術の場合、ウレタンフォームクッションだけで褥瘡予防ができますか？
　陰圧式固定具の上にウレタンフォームクッションを敷いただけではウレタンフォームクッションが底付きをしてしまうので、陰圧式固定具とウレタンフォームクッションの間にゲル状マットを敷きます。底付きとは、身体が下の固い面に接している状態を言います。この状態では体圧分散の効果はありません。

パークベンチ体位での手術では中枢温が上昇することが度々あります。Microclimate が関連する褥瘡を予防するためにはどうすればよいですか？
　中枢温が38.1℃以上になると褥瘡が発生しやすくなります。中枢温の推移を見ながら、術後にシバリングの合併症が起こらないよう36.5℃以上、または36〜38℃の正常体温を維持します。麻酔科医と相談しながら、温風式加温装置の設定温度を変更して体温管理を行います。

発汗にはどのような対策をとりますか？
　正常体温を維持します。多層性シリコンフォームドレッシング（メピレックス®ボーダー：メンリッケヘルスケア社）には湿潤した状態を調整する機能があります。

🔳 起こりやすい固定の崩れ

　手術台をローテーションするため、腹側にローテーションをした場合は上側の上肢や下肢がクッションから滑り落ちることがあるので確認します。

下肢の腓骨頭の圧迫に注意！

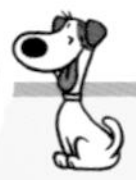

　下側になる下肢の腓骨頭の圧迫に注意が必要です。褥瘡予防の観点からは圧再分配（図1）が基本的な考え方です。腓骨頭を圧迫しないように大腿と下腿にクッションを入れると、下肢での圧再分配「沈める」「包む」が行えていないことになります（図2）。それだけではなく、股関節が外旋することで良肢位が保持できていないことにも注意が必要です。さらに、大腿と下腿にクッションを挿入することで、クッションを挿入した部位と側臥位での褥瘡好発部位（図3）である大転子部、足関節の外踝と踵部の体圧が高くなっていることにも注意が必要です（図4）。また、接触面積が小さくなっています。ただし、神経障害予防の観点からは、腓骨頭は圧迫せずに浮いている方が、麻痺が起こる可能性が低くなります。クッションを挿入する方法のほかに、クッションの継ぎ目を利用して腓骨頭の圧迫を避ける方法があります（図5）。クッションをずらして隙間を作ることで良肢位を保持しながら腓骨頭の圧迫を避け、圧再分配を行い、できるだけ接触面積が小さくならないようにします。

　パークベンチ体位での手術では術野が頭部になります。そのため、膝関節の除圧は手術進行への影響が少ないため比較的行いやすくなります。術中に膝関節を除圧するときは、膝部を持ち上げるのではなく、クッションを押し下げる方法で行います。

図1

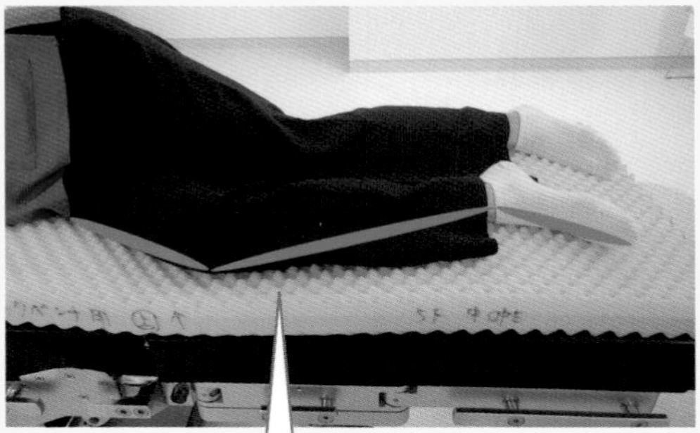

下腿全体がマットレスに接していることで接触面積が大きくなっている。

右下側臥位：大腿と下腿にクッションを挿入していない。下腿全体が体圧分散マットレスに接していて、圧再分配の「沈める」「包む」が行えている状態

図2

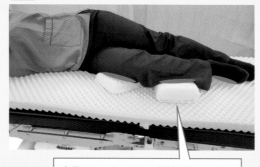

身体とマットレスとの接触面積が小さくなり、圧再分配も行えていない。

図3

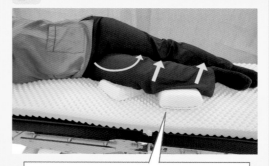

注意：腓骨頭を浮かせるために大腿と下腿にクッションを挿入することで股関節が外旋し（黄色矢印）、良肢位が保持できていない

左：右下側臥位。大腿と下腿にクッションを挿入。下肢を小さい面積で支える状態になっており、圧再分配も行えていない（水色丸印）。

右：股関節の良肢位は内旋・外旋中間位、外転0〜10度。腓骨頭を浮かせるために大腿と下腿にクッションを挿入することで股関節が外旋する。良肢位が保持できていないことにも注意が必要である。

図4

①右下側臥位：大腿と下腿にクッションを挿入していない

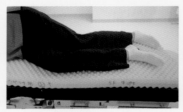

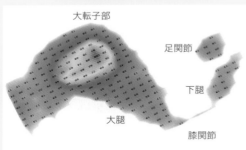

- 大転子部の最大体圧値は 108mmHg であり、下肢全体に体圧が分散されている。
- 高い体圧が負荷されている範囲がクッションを挿入した場合と比較して小さい。
- 大腿の最大体圧値は 44mmHg、下腿の最大体圧値は 19mmHg と低値である。
- 膝関節の最大体圧値は 17mmHg と低値である。
- 接触面積が大きい。

②右下側臥位：大腿と下腿にクッションを挿入した

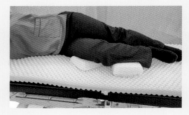

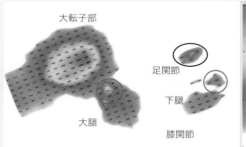

- 大転子部の最大体圧値が 110mmHg 以上を超えている部位もあり、大転子部に圧が集中して体圧が高値となっている。
- 高い体圧が負荷されている赤色範囲も大きくなっている。
- クッションを挿入した大腿の最大体圧値が 67mmHg、下腿の最大体圧値が 35mmHg（赤丸印）となり、挿入しない場合と比べて高くなっている。
- 足関節の外踝と踵部の最高体圧値が 62mmHg（黒丸印）と、挿入しない場合と比べて高くなっている。
- 接触面積が小さい。

図5

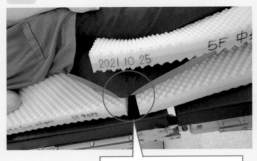

クッションをずらして隙間をつくることで良肢位を保持しながら腓骨頭の圧迫を避ける。

- 膝関節にクッションの継ぎ目がくるように調整する。
- 良肢位を保持しながら、腓骨頭が圧迫されないようにすることができる（赤丸印）。
- 圧再分配を行い、できるだけ接触面積が小さくならないようにする。

✿ ジャックナイフ体位

褥瘡好発部位：前額部、耳介部、前胸部、腸骨部、膝部、陰部（男性の場合）

褥瘡発生4項目のうち関連する項目

要因＼対策	ケア	使用物品
圧力	圧再分配	ウレタンフォームクッション
ずれ	ポジショニング	ウレタンフォームクッション
摩擦	ポジショニング	ウレタンフォームクッション

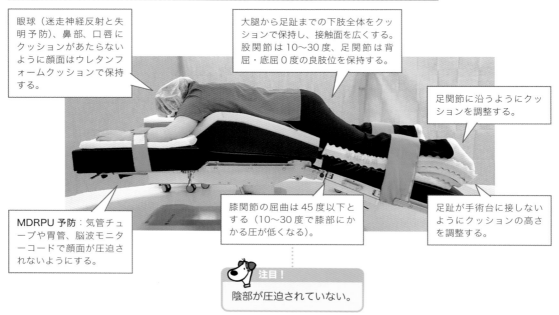

眼球（迷走神経反射と失明予防）、鼻部、口唇にクッションがあたらないように顔面はウレタンフォームクッションで保持する。

大腿から足趾までの下肢全体をクッションで保持し、接触面を広くする。股関節は10〜30度、足関節は背屈・底屈0度の良肢位を保持する。

足関節に沿うようにクッションを調整する。

MDRPU予防：気管チューブや胃管、脳波モニターコードで顔面が圧迫されないようにする。

膝関節の屈曲は45度以下とする（10〜30度で膝部にかかる圧が低くなる）。

足趾が手術台に接しないようにクッションの高さを調整する。

注目！
陰部が圧迫されていない。

起こりやすい末梢神経障害

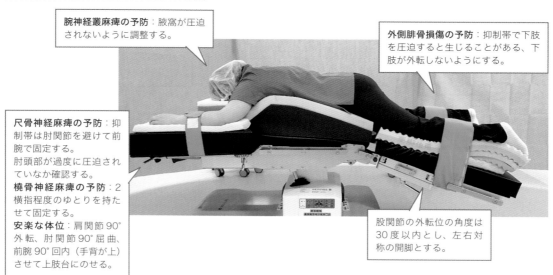

腕神経叢麻痺の予防：腋窩が圧迫されないように調整する。

外側腓骨損傷の予防：抑制帯で下肢を圧迫すると生じることがある、下肢が外転しないようにする。

尺骨神経麻痺の予防：抑制帯は肘関節を避けて前腕で固定する。
肘頭部が過度に圧迫されていなか確認する。
橈骨神経麻痺の予防：2横指程度のゆとりを持たせて固定する。
安楽な体位：肩関節90°外転、肘関節90°屈曲、前腕90°回内（手背が上）させて上肢台にのせる。

股関節の外転位の角度は30度以内とし、左右対称の開脚とする。

身長が高い患者の場合、下肢にうまくクッションがあたらないことが
ありますが、下肢の体位固定をするときに気を付けることは何ですか？

　足背にウレタンフォームクッションがあたらずに浮いてしまうことがないよう、足背までウレタンフォーム
クッションで支持して下肢全体を支えることが重要です。大腿の部分が浮いてしまう場合は、そこにウレタン
フォームクッションを挿入します。

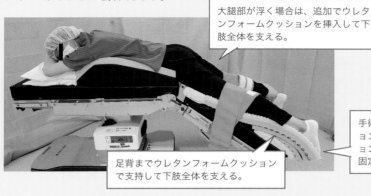

大腿部が浮く場合は、追加でウレタ
ンフォームクッションを挿入して下
肢全体を支える。

手術台からウレタンフォームクッシ
ョンがはみ出しているので、クッシ
ョンが崩れないようにテープなので
固定することも必要。

足背までウレタンフォームクッション
で支持して下肢全体を支える。

起こりやすい固定の崩れ

下肢が手術台からずれ落ちることがあるので、抑制帯で固定できているか確認します。

ロボット支援下手術

手術に適した体位・固定法である

①手術操作（ポートを入れる、アーム操作を妨げない、デバイスの設置、頭低位にする）がしやすいことが
　重要です。

②頭低位にしても体位が崩れない強固な体位固定
　陰圧式固定具（マジック・ベッド）は1分30秒で完全に固まります。それよりも短い時間では、術中に
　マジック・ベッドが柔らかくなっていることがあり、体位が崩れて危険です。

③肩部を陰圧式固定具の外側から側板で固定します（患者の体格や手術時間をアセスメントして、側板での
　固定が必要か否かを判断する）。

④頭部は頭低位にしたときにずれないようにゲル状枕で支えます。

麻酔管理がしやすい

①**観察しやすい**：両上肢は体側につけて固定するため点滴の刺入部が観
　察しにくくなります。点滴トラブルがあると覆布の下にもぐって確認
　することになるため、観察するときのことも考えて固定します。

②気管チューブは頭低位にすることで深くなります。また、デバイスの
　コードが顔面の上を通るため、気管チューブトラブルが起こらないた
　め、ならびに MDRPU 予防のために顔面を保護します（写真）。

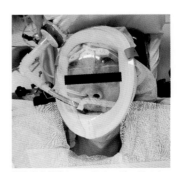

術中患者保護シールド セービングアイ：
アイ・エム・アイ社

■ 末梢神経障害、褥瘡が予防できる

①神経障害予防：関節可動域内の固定と、ウレタンフォームクッションでの体圧の軽減を行います。抑制帯での神経の圧迫を避けます。頭低位にしたときに頭部がずれることで腕神経叢が伸展するのを防ぎます。

②褥瘡予防：外側は強固な固定（マジック・ベッドと側板での固定）、患者に接する内側はウレタンフォームクッションで体圧を軽減します。

頭低位では、肩部に高い体圧がかかります。肩部は用手的除圧を行います。仙骨部には大きなずれと摩擦が生じるため、多層性シリコンフォームドレッシングを貼付してずれ・摩擦を軽減します。

術中、頭部は2時間ごとに置き直しを行い、除圧とずれを排除します。

下肢は手術進行を見ながら医師に確認して除圧を行います。

③ MDRPU 予防：陰圧式固定具や各種デバイス、ロボットのアーム、チューブ・カテーテルによる圧迫などを避けます。

④コンパートメント症候群（WLCS）予防：腓腹部が圧迫されていないか、踵部がブーツから浮いていないか確認します。

⑤陰圧式固定具が柔らかくなっていないか確認します。

■ 患者にとって安全で、安楽な体位である （p.86～101 参照）

①良肢位の保持：各関節の良肢位と関節可動域を考えて体位固定します。

②関節可動域内での固定：砕石位を取るため、下肢の位置や固定の角度に注意して固定します。

③過度な圧迫を避ける：ウレタンフォームクッションを使って体位固定します。抑制帯は2横指ゆとりをもたせて固定します。

Column　コンパートメント症候群

　コンパートメントとは区画のことを言い、下腿には骨、筋膜、骨間膜、筋間中隔などに囲まれた4つのコンパートメント（筋区画）があります。骨折や打撲によって出血や浮腫が起こったり、術中では両支脚器によって下腿が過度に圧迫されることが原因で筋肉の腫脹が起こり区画の内圧が上昇します。区画内圧が上昇すると毛細血管の循環不全が起こり、筋肉が壊死したり神経麻痺を起こしたりすることをコンパートメント症候群（well-leg compartment syndrome；WLCS）と言います。砕石位での WLCS はブーツが腓腹部にあたると起こることがあり、周術期合併症の一つです。WLCS になると減張切開が必要になったり、組織が壊死すると切断しなければならないこともあります。

　当院では WLCS 予防のために多種職でのワーキンググループを発足して対応を検討しています。術中は、2時間ごとに医師に声をかけて、WLCS 予防のチェックリストに沿って支脚器から下肢を浮かせて除圧を行い、固定がずれていないか、踵部の位置と腓腹部が支脚器の上端で圧迫されていないかを確認して、再固定しています。2時間ごとに下肢の確認をすると手術の進行を止めなくてはならないこともあったり、手術の進行状況では実施できないこともあります。そこで、泌尿器科の医師から「直腸診は砕石位でなくてもできるので、体位は仰臥位でよいのではないか？」という提案があり、ロボット支援下前立腺摘出術では仰臥位（マジック・ベッドと側板は使用している）で手術するようになりました。仰臥位で手術を行うようになって4カ月ですが、問題なく手術できています。私たちは「仰臥位で手術をすると砕石位と比べて頭低位にした際にずれが大きくなり、肩部の褥瘡が増えるのではないか」と心配していましたが、肩部に褥瘡は発生していません。そして、仰臥位になったことで身体と体圧分散マットレスの接触面積が大きくなり、仙骨部に集中していた体圧（高体圧が負荷されていた）を分散することができるようになりました。仰臥位での手術は WLCS 予防だけでなく、神経障害予防と褥瘡予防にも良い方向に働くという状況です。

（吉村美音）

5章

麻酔

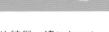

① 麻酔の種類

手術室で行われる麻酔方法は多岐にわたります。麻酔の種類とそれぞれの作用や特徴、違いについて理解を深めることが重要です。

全身麻酔と局所麻酔との違い

麻酔には大きく分けると全身麻酔と局所麻酔（区域麻酔）があります。大きな違いは患者の意識があるかないかですが、特徴や作用も異なり（表）、疾患や術式、既往歴や手術予定時間など、さまざまな情報をもとに適切な麻酔方法が選択されます。

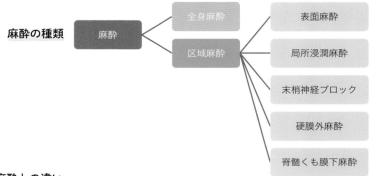

全身麻酔と局所麻酔との違い

	全身麻酔	局所麻酔
方法	● 吸入麻酔 ● 静脈麻酔	● 表面麻酔 ● 硬膜外麻酔 ● 局所浸潤麻酔 ● 神経ブロック ● 脊髄くも膜下麻酔
作用	中枢神経系に薬物を作用させ、意識を完全に消失させる。	局所麻酔薬により、神経伝達を遮断して末梢の刺激が中枢に伝達されないようにする。
特徴	● 気道確保を行い、呼吸・循環を麻酔科医が管理する。 ● 人工呼吸管理が必要となる。 ● 麻酔状態から覚醒状態に至るまで全身状態の管理が必要である。	● 意識は保たれる。 ● 患者自身で気道を確保し、呼吸・循環を保つことができる（副作用がなければ）。 ● 長時間になると患者自身に大きな負担がかかる。 ● 呼吸抑制や血圧低下などの副作用が起こった場合に速やかに対応できる準備が必要である。

全身麻酔と局所麻酔の特徴

全身麻酔とは
麻酔薬を中枢神経に作用させ中枢神経の機能を抑制することにより、刺激に反応しない状態となることを指します。
① 意識がないこと
② 痛みがないこと
③ 十分な筋弛緩
④ 有害反射の抑制
これらの条件を満たしている状態を言います。

ポイント
全身麻酔の4条件を押さえておきましょう！

表面麻酔とは

皮膚や粘膜の表面に麻酔薬を直接塗布して浸透させて神経終末に作用させる麻酔方法です。口腔内や鼻腔内へのスプレー噴霧や、眼科手術時の点眼などがあります。

浸潤麻酔とは

皮内または皮下、粘膜に局所麻酔薬を注射し、麻酔薬の及ぶ範囲の神経を遮断します。歯科治療では第一選択として使用されています。

脊髄くも膜下麻酔とは

くも膜下腔に局所麻酔薬を注入し、脊髄前根と後根を可逆的に遮断する麻酔方法です。手術時間が短い下腹部手術などで行われます。

硬膜外麻酔とは

硬膜外腔に細いカテーテルを挿入し、局所麻酔薬を注入することで鎮痛を得る方法です。全身麻酔と併用して術中～術後の疼痛管理に使用されます。

神経ブロックとは

末梢神経周囲や筋膜・筋層に局所麻酔薬を注入し、神経伝達を遮断して神経の支配領域の鎮痛を得る方法です。手術部位に応じて上肢・下肢・体幹のブロックがあります。

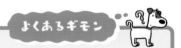

全身麻酔と局所麻酔を併用するのはなぜですか？

　全身麻酔と局所麻酔は単独で行うこともありますが、全身麻酔に局所麻酔を併用するときがあります。肩の腱板断裂の手術の際に、全身麻酔に併用して行う腕神経叢ブロックがその例です。腕神経叢ブロックを併用することで、手術に必要な範囲の鎮痛効果を（術後も持続的に）得ることができ、また全身麻酔で投与する鎮痛薬や鎮静薬の量を減量できるというメリットがあります。

ブロックの種類と適応

　最近、神経ブロックが行われる機会が増えています。手術室でよく行われるブロックの種類・適応についても知っておきましょう（表）。

主な神経ブロックの種類

部位	神経ブロックの種類	適応
上肢	腕神経叢ブロック	上肢全般の手術に対して使用される。
下肢	大腿神経ブロック	人工膝関節置換術や大腿骨骨折などが適応
	坐骨神経ブロック	膝・下腿・足の手術が適応
	閉鎖神経ブロック	経尿道的膀胱腫瘍切除術（TUR-BT）中に足が動かないようにする目的で行う。
体幹	傍脊椎ブロック	主に胸椎に行い、胸部から腹部の手術が適応
	腹横筋膜面ブロック	腹部の創部の鎮痛に使用される。腹腔鏡などが適応
	腹直筋鞘ブロック	腹部の正中創の鎮痛に使用される。

🐾 その他の麻酔の特徴

🗂 小児の麻酔

　子どもの麻酔の導入時は緊張度が高く、迅速な対応が求められます。全身麻酔の導入方法、気道確保の方法と介助方法をよく理解しておきましょう。

・子どもを泣かせない配慮として、前投薬や保護者の同伴入室などを考慮します。
・静脈ラインが確保されている場合は、静脈麻酔薬を使用して導入を行います。

➡急速導入

 注意！ 導入前に必ず点滴の刺入部と滴下確認を行うこと

・静脈ラインが確保されていない場合は、吸入麻酔薬をマスクで投与して導入を行います。

➡緩徐導入

 ポイント
スムーズに導入するために、フレーバーエッセンスを用いる、DVD や絵本などで子どもの気をそらす、などの工夫が必要である。

🗂 産科麻酔

　周産期において、さまざまな身体的変化が生じている母体の安全性を保ちつつ、児がより良い状態で娩出されるように、母体と児の両方に配慮した麻酔が必要となります。

区域麻酔

　第一選択は区域麻酔（脊髄くも膜下麻酔、硬膜外麻酔、脊髄くも膜下硬膜外併用麻酔）です。

 根拠
● 自発呼吸と意識を保つことができる。
● 胎児の薬物曝露を最小限に留めることができる。

 注意！ 区域麻酔であっても、全身麻酔へ移行する可能性を考慮した気道確保の準備が必要である。

全身麻酔

・超緊急の帝王切開術などの場合は全身麻酔が第一選択となります。➡迅速導入

 根拠
全身麻酔の方が区域麻酔より麻酔導入から手術開始までの時間が短い。麻酔導入から手術開始までの時間をできるだけ短くすることで、児の薬剤曝露を最小限にできる。

 注意！ 身体的変化の一つである、毛細血管拡張による上気道の浮腫を考慮し、気道確保困難に備えた物品の準備が必要である。

※急速導入、緩徐導入、迅速導入については、本章③「全身麻酔」p.119 を参照。

（長谷川佳代）

② 脊髄くも膜下麻酔・硬膜外麻酔

脊髄くも膜下麻酔と硬膜外麻酔は、どちらも脊椎の近くに針を刺入し、局所麻酔薬を注入して鎮痛を得る麻酔方法ですが、特徴や刺入部位、使用する薬剤などに違いがあります。

🐾 脊椎の解剖

▤ 脊椎の横断面

くも膜下腔

- 脊髄は硬膜、くも膜、軟膜に包まれており、くも膜と軟膜の間の部位がくも膜下腔である。
- 脳脊髄液で満たされている。

硬膜外腔

- 硬膜に包まれた脊髄神経根と血管、脂肪組織がある粗腔である。
- 脊柱管の全周にわたり硬膜の外側に存在する。
- 陰圧である。

脊椎の横断面

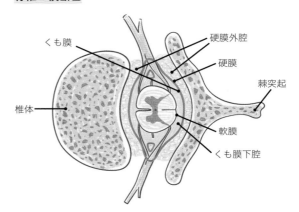

▤ 脊髄くも膜下麻酔と硬膜外麻酔の穿刺部位

穿刺部位の違い

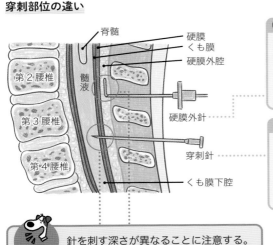

ポイント

硬膜外麻酔

- 頸椎から仙骨まで脊椎のどの位置でも施行可能である。
- 硬膜を破らない。
- 刺した位置に応じた範囲に効果が得られる。

ポイント

脊髄くも膜下麻酔

- L2-3 あるいは L3-4 で穿刺する。
- 硬膜とくも膜を破る（髄液が出てくる）。
- 下半身以下の麻酔に用いられる。

注意！ 針を刺す深さが異なることに注意する。

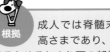 **根拠** 成人では脊髄末端が L1 と L2 の間の高さまであり、穿刺時の脊髄損傷を避けるためそれより下の部位に穿刺する。

脊髄くも膜下麻酔と硬膜外麻酔の違い

注意！ 穿刺部位が異なるため、患者の体位固定は、穿刺部位の椎骨がねじれず、骨間が開くよう体位を整えて支える。

	脊髄くも膜下麻酔	硬膜外麻酔
穿刺部位	L2/L3 以下（通常 L3/L4）	頚椎から仙骨部
適応	下腹部以下の手術（婦人科、下肢手術、鼠径部、肛門の手術など）	頚部以下の手術（頭部・顔面以外のあらゆる手術）
局所麻酔薬の使用量	少ない	多い
効果発現	速い	緩徐
効果時間	2〜3 時間（使用する局所麻酔薬に依存）	カテーテルを留置している間は効果が持続する。
使用する薬剤	ブピバカイン（マーカイン®） テトラカイン（テトカイン®）	ロピバカイン（アナペイン®） レボブピバカイン（ポプスカイン®） メピバカイン（カルボカイン®） リドカイン（キシロカイン®）
合併症	・徐脈・血圧低下 ・呼吸抑制 ・尿閉 ・悪心・嘔吐 ・硬膜穿刺後頭痛 ・一過性神経症状 ・神経損傷 ・硬膜外膿瘍・血腫	・徐脈・血圧低下 ・局所麻酔薬中毒 ・全脊髄くも膜下麻酔 ・硬膜外膿瘍・血腫
禁忌 （注意）	・患者の同意・協力が得られない場合 ・出血傾向がある患者、抗凝固療法施行中の患者（硬膜外血腫形成の可能性） ・ショック状態、心不全 ・穿刺部位の皮膚に感染・炎症がある場合、敗血症・菌血症（硬膜外膿瘍・髄膜炎の危険性） ・頭蓋内圧亢進患者（穿刺による脳ヘルニアの可能性） 　その他、脊椎に高度な変形がある場合など	

注意！ 抗凝固薬や抗血小板薬の種類と休薬状況の確認が必要である。

脊髄くも膜下麻酔の手順

注目！

スパイナル針の特徴
● 外針と内針とで構成される針である。
● 通常使用する Quincke 針と、ペンシルポイント針（脊髄くも膜下麻酔後頭痛の発生がより少ない）などがある。

必要物品

①消毒薬
②穴あきドレープ
③ガーゼ
④スパイナル針（穿刺針）
⑤注射針（局所浸潤麻酔用：25G）
⑥フィルターストロー®（脊髄くも膜下麻酔薬吸い上げ用）
⑦脊髄くも膜下麻酔薬用シリンジ
⑧局所浸潤麻酔用シリンジ
⑨固定用テープ
⑩局所麻酔薬、脊髄くも膜下麻酔薬

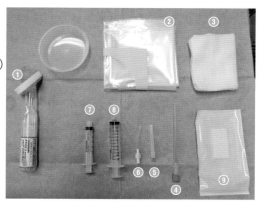

脊髄くも膜下麻酔の手順

1 穿刺体位の決定

- 脊髄くも膜下麻酔の穿刺は、側臥位または座位で行います。
- 手術部位や使用する局所麻酔薬の種類（比重）、患者の運動器疾患などを考慮して決定されます。

  例：高比重液を使用する場合は患側を下に等比重液・低比重液を使用する場合は患側を上に（患側を下側にして側臥位が取りにくい場合など）

これも覚えておこう！

サドルブロック

座位の体位で第5腰椎と第1仙椎の間で穿刺する方法です。泌尿器科、婦人科、肛門手術の麻酔として行われています。薬液注入後10〜15分、体位を座位のまま保持し、薬液が仙骨領域に固定した後に体位変換を行う必要があります。

2 体位（側臥位）の確保・固定

体位は穿刺の成否を左右するため、とても重要です。優しく声をかけ、患者を上手に誘導して体位を保持しましょう。

①仰臥位から側臥位への体位変換時には、患者の両サイド（腹側と背中側）に医療者は立ち、転落しないよう注意します。

②介助者（看護師）は患者と向かい合うようにして立ち、患者の後頭部と下半身を支え、適切な体位となるよう介助します。

1）患者の背部を手術台の端まで寄せます。
2）脊柱が手術台に対して平行になるように、枕の高さを調整します。
3）患者は、臍のあたりを見るように首を前屈させ、膝を臍にくっつけるよう屈曲させます。
4）患者の背面は手術台と垂直であるか確認します。

③保温のため、また不必要な露出を避けるために、消毒予定の範囲以外はタオルなどで覆うなど配慮しましょう。

> 膝を抱えて、お腹を見るように背中を丸くしましょう。

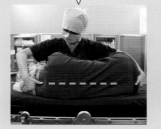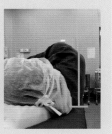

根拠 頭部が傾いていると、脊柱が曲がってしまう。

根拠 腰部を十分に前屈させることで棘突起が触れやすくなるとともに、棘突起間が広がり、穿刺が容易になる。

3 穿刺部位の決定・マーキング

麻酔科医は脊椎の棘突起を確認し、穿刺部位を決定します（必要時、マーキングを行います）。

根拠 患者は背部での状況がわからず、不安や緊張などを感じる可能性がある。これらのストレスが血圧の上昇や不整脈の出現などにつながる可能性がある。少しでも恐怖心を和らげるような声かけ、タッチングなどの精神的ケアが必要である。

注意！ すべての手技の前に必ず患者に声をかけ、何をするのか処置の手順を説明した上で実施する。

これも覚えておこう！

ヤコビー線

両側の腸骨稜の上縁を結んだ線をヤコビー（jacoby）線と言います。このヤコビー線はL4棘突起上を通り、穿刺の目安となります。麻酔科医に「ヤコビー線を教えて」と言われたら、まず腸骨稜を触れて確認し、一番高い部位を示します。

4 消毒・ドレーピング

- 消毒薬は冷たさを感じさせない程度に保温庫で温めておきます（高温になると分解が促進され有効濃度の低下を招くため注意）。
- 消毒薬が身体の下に垂れ込まないよう、タオルなどを敷きます。
- 穿刺部位を中心に広範囲に消毒し、消毒薬が乾燥したらドレープをかけます。

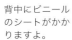
背中の位置を確認するために触りますよ。

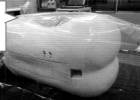

背中にビニールのシートがかかりますよ。

注意！　薬剤を麻酔科医に吸い上げてもらう（もしくは処置台の上に出す）際には、必ず薬剤名を口頭で告げ、アンプルなどのラベルを見せて確認する。

5 薬剤の準備

- 局所浸潤麻酔薬とくも膜下麻酔用の局所麻酔薬を麻酔科医に渡します。

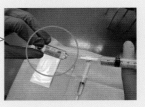
高比重マーカインです。

これも覚えておこう！

局所麻酔薬への
フェンタニルや塩酸モルヒネの添加

くも膜下腔へ注入する局所麻酔薬にフェンタニルや塩酸モルヒネを添加することで、術中から術後の鎮痛時間を延長させることができます。ただし、塩酸モルヒネには遅発性の呼吸抑制のリスクがあるため、術後は呼吸の観察が必要です。必ず病棟看護師へ使用薬剤を申し送りましょう。

よくあるギモン

同じマーカインでも高比重と等比重はどう違うのですか？

脊髄くも膜下麻酔で使用する局所麻酔薬には、脳脊髄液の比重（1.003〜1.009 程度）より重い高比重液、等しい等比重液、軽い低比重液があり、比重が重いと、麻酔薬は髄液の中で沈み下の方向に広がり、比重が軽いと髄液の中で浮き上の方向に広がります。よく使用される高比重液と等比重液の特徴を知り、使い分けを理解しておきましょう。

【高比重液】
- 穿刺部位より低位にくも膜下腔を広がる。
- 体位やベッド操作により麻酔域のコントロールが行いやすい（麻酔域が不足しているときは頭低位にする）。

【等比重液】
- 麻酔域は体位に影響されない。
- 骨折などで手術側を下側にして側臥位になることができない場合（患側が上の側臥位）に選択する（低比重液も同様の目的で使用される）。
- 高比重液に比べて血圧低下が起こりにくい（交感神経線維に対する作用が弱いため）。

6 穿刺部位への局所浸潤麻酔

- 穿刺部位を中心に局所浸潤麻酔を行います。
- 局所浸潤麻酔後、効果を麻酔科医が確認する際、患者の反応を観察します。

注意！　血圧・脈拍・SpO₂ などの値を観察し、同時に患者の表情や動作からの情報も読み取り、麻酔科医に伝えましょう。

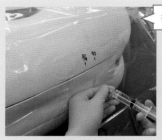

痛み止めの注射をしますよ。

注意！ 局所麻酔の際、恐怖心から動いてしまい、固定した体位がずれてくることがあるため、しっかり保持する。

7 くも膜下腔への穿刺・脊髄液の流出の確認

- 穿刺針を刺入し、くも膜下腔まで針を進めます。
- 痛みやしびれがあるときは急に身体を動かさず、口頭で教えてもらうよう事前に患者に説明しておきます。

根拠 穿刺中、急に患者が動くことで、神経損傷を引き起こす可能性があるため

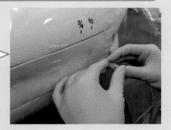
しびれや痛みがあれば声に出して教えてくださいね。

- 穿刺針の先がくも膜下腔まで到達すると、脊髄液（無色透明）の流出が確認できます。

注意！ 穿刺による痛みの程度や、神経刺激の可能性を考慮し、患者の表情を観察することが重要である。

8 局所麻酔薬の注入・体位変換

- 脊髄液の逆流を確認後、局所麻酔薬を注入します。
- 注入後、穿刺部位を保護したのち体位を戻します。

※片側に効かせたい場合は10分程度側臥位を保持することがあります。

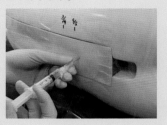

注意！ 麻酔薬注入後から効果が発現する。

- 仰臥位に戻る際には複数の人で介助し、転落を防止します。
- 体位変換後は、バイタルサインや呼吸状態の観察に努め、血圧低下や徐脈に対応できるよう昇圧薬や輸液負荷などを準備しておきます。

これも覚えておこう！

使用する薬剤の比重の違い以外にも、麻酔域に影響を及ぼす因子があります。

①**性別差**：脊柱の軸は胸部が広い男性では頭側が高いため頭側に広がりにくく、また骨盤が大きい女性では尾側が高くなり、頭側に広がりやすい。

②**年齢**：高齢者では少量で広い麻酔域を得ることができる。若年者では脊椎の湾曲が比較的平坦であるため、頭側へ広がりやすい。

③**身長**：低身長の人はよく広がるが、高身長の人は多くの薬剤を要する。

④**妊婦、肥満者、腹圧が高い患者**：脊髄静脈の怒張により、くも膜下腔のスペースが狭くなるため、少量の薬液量で広がりやすい。

---

9 効果の確認

- 手術に必要な麻酔高まで麻酔が効いているかを皮膚分節（デルマトーム）で確認します。
- 麻酔の効果判定には次ページの表の方法があります。

根拠 自律神経（交感神経）→知覚神経（冷覚、温覚、痛覚、触覚、圧覚）→運動神経の順に遮断される。

コールドサインテスト	アルコール綿や氷を皮膚に当て、どの皮膚分節まで温覚が消失しているかを確認する。
ピンプリックテスト	鈍針や先がやや尖ったもの（注射針のパッケージの角など）を皮膚に当て、どの部位まで痛覚が消失しているかを確認する。
Bromage スケール	下肢の運動機能評価 Ⅰ．完全遮断ブロック　　かかと・膝が動かない。 Ⅱ．ほぼ完全遮断ブロック　　かかとのみ動く。 Ⅲ．部分遮断ブロック　　膝がやっと動く。 Ⅳ．遮断されていない　　かかと・膝を十分に動かせる。

（文献 1 より作成）

麻酔高の広がりが不十分な場合（高比重液の場合）

　麻酔高の広がりが不十分な場合は、患者に説明し、ベッド操作で頭低位にします。麻酔高が広すぎる場合は、ベッド操作で頭高位にします。

これも覚えておこう！

　各手術に必要な麻酔高と麻酔効果判定の基準となる主要なデルマトームは覚えておきましょう。

主な手術と必要な麻酔高

	手術	必要な麻酔高
外科	虫垂切除術	T4
	鼠径ヘルニア手術	T10
	会陰部・肛門部手術	S2〜S5
整形外科	人工股関節置換術 人工膝関節置換術	T10
	大腿骨骨折手術	T12
産婦人科	腹式手術	T4
	腟式手術	T10
	帝王切開術	T4
泌尿器科	経尿道的手術・精巣手術	T10
その他	下肢の手術（ターニケットあり）	T10
	下肢の手術（ターニケットなし）	T12

（文献 2 より抜粋）

覚えておくべき主要な皮膚分節

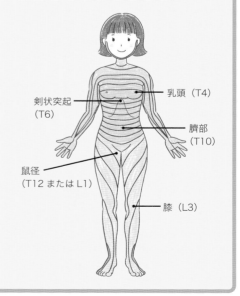

剣状突起（T6）

乳頭（T4）

臍部（T10）

鼠径（T12 または L1）

膝（L3）

硬膜穿刺後頭痛

原因	● 硬膜穿刺部からの脊髄液の漏出による脳圧の低下 ● 太い穿刺針ほど起こりやすい
症状	● 術後 1～2 日目頃に発症 ● 強い頭痛、嘔吐を伴うこともある ● 座位や立位で増強、臥位で軽快する
治療	● 安静臥床 ● 輸液負荷 ● 非ステロイド性鎮痛薬の投与 ● 自己血パッチ

　脊髄くも膜下麻酔後の合併症の一つに硬膜穿刺後頭痛（post dural puncture headache；PDPH）があります。

硬膜外麻酔の手順

必要物品

①消毒薬
②穴あきドレープ
③ガーゼ
④硬膜外穿刺針
⑤注射針（局所浸潤麻酔用）
⑥シリンジ（左から局所浸潤麻酔用、硬膜外腔確認用、テストドーズ用）
⑦留置カテーテル
⑧フィルター
⑨固定用テープ
⑩局所麻酔薬（局所浸潤麻酔用、テストドーズ用）、生理食塩水（硬膜外腔確認用）

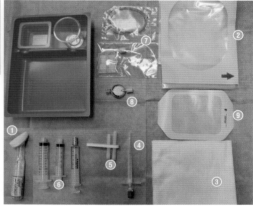

硬膜外麻酔の手順

1 体位（側臥位）の確保・固定
硬膜外穿刺は側臥位、または座位や腹臥位で行います。胸椎部への穿刺の場合は、肩甲骨が邪魔となり穿刺が困難になることも多いため、「丸太を抱えるように」患者に腕を上前方で組んでもらうか、両肘を前方で合わせて前屈させると左右の肩甲骨間が広がり、穿刺しやすくなります。

根拠 特に背中の皮下脂肪が厚い患者の場合などは、左右の肩甲骨間が広がることで、穿刺部の皮膚や皮下組織のたるみがなくなり、棘突起が触れやすくなる。

2 穿刺部位の決定・マーキング
手術する臓器や皮膚切開創部の神経支配を考慮し、カバーすべき麻酔範囲の中心部が穿刺部位となります。

3 消毒・ドレーピング
4 薬剤の準備
5 穿刺部位への局所浸潤麻酔

※ 3 ～ 5 は「脊髄くも膜下麻酔」参照

これも覚えておこう！

硬膜外麻酔の穿刺部位

手術部位	穿刺部位
乳房手術	C6〜T3
胃・肝・胆道系手術	T8〜T10
腎・上部尿管手術	T8〜T11
大腸・直腸手術 腹式子宮全摘・帝王切開 膀胱全摘	T10〜L1
下肢手術	L2〜L3

（文献1より改変）

よくあるギモン

脊椎の位置はどうやって確認するのですか？

椎体の確認は穿刺部の目安になる指標（図）を基準に行います。体位をとる際に参考にしましょう。

肩甲骨下端 ———— T7

T12（第12肋骨：最終となる肋骨部）———— L1

ヤコビー（jacoby線）———— L4

腸骨稜

---

6 硬膜外針の穿刺〜確認

- 穿刺針を硬膜外腔まで進めます。
- 硬膜外針の内筒を抜き、生理食塩水または空気を入れたシリンジを接続し、シリンジの内筒を軽く押しながらゆっくり進めます。
- 陰圧の硬膜外腔に入ると、抵抗が消失します（抵抗消失法）。

> 背中を押されるような感じがしますよ。

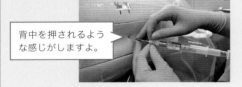

これも覚えておこう！

脊髄くも膜下麻酔や硬膜外麻酔、神経ブロックで使用する針やシリンジには、誤接続防止のために小口径コネクタが導入されています。静脈注射で使用しているシリンジとは口径サイズが違うため注意しましょう。

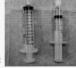

通常口径　　　　　　　小口径

7 カテーテルの挿入

- 硬膜外腔が確認できたら、カテーテルを挿入し、穿刺針を抜きます。
- カテーテル挿入に伴う痛みやしびれなど神経刺激症状がないかを確認します。

> しびれや痛みがあれば声に出して教えてくださいね。

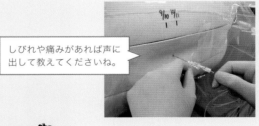

8 テストドーズの注入

吸引テストを行い、血液・髄液の流出がないことを確認し、局所麻酔薬を注入します。

 注意！ テストドーズの注入後、下肢の温かい感じや運動知覚麻痺、血圧低下などが見られた場合は、くも膜下腔にカテーテルが迷入している可能性がある。

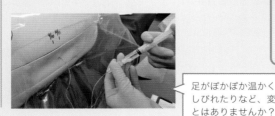

> 足がぽかぽか温かくなったりしびれたりなど、変わったことはありませんか？

局所麻酔薬中毒

　カテーテルが血管内に迷入し、局所麻酔薬が血管内に注入されることで起こりやすいです。

- ●症状：多弁、興奮、耳鳴り、めまい、（進行すると痙攣、意識障害、呼吸停止、心停止）
- ●対応：ジアゼパムやミダゾラムなどの抗痙攣薬投与、人工呼吸、輸液負荷、昇圧薬投与、20％脂肪乳剤（イントラリポス®）の静脈注射

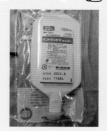

⑨ カテーテルの固定

- ●背部の血液をふき取り、止血状態を確認し、穿刺部にフィルムドレッシング材を貼付します。
- ●屈曲させていた膝を軽く伸ばしてもらい、カテーテルを脊椎の傍を這わせるように首の付け根までテープで固定します。

根拠 背中を丸めたままでテープを貼付すると、仰臥位に戻った際にテープ固定が緩んでしまう可能性がある。

注意！ 脊椎上や肩甲骨上でカテーテルを固定すると、圧迫により閉塞する可能性がある。骨上は避けて固定するよう注意する。

注意！ テープを切る際はハサミによるカテーテルの切断を防ぐため、手で切るか、事前に長さを合わせて切っておく。

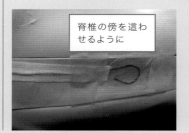

脊椎の傍を這わせるように

⑩ 体位変換

- ●脊髄くも膜下麻酔と同様に、転落に気を付けて介助します。
- ●カテーテルが引っ張られて抜けないよう注意します。
- ●カテーテルは下敷きにしても問題ないことを患者に説明しましょう。
- ●体位変換後はバイタルサインを確認しましょう。

（長谷川佳代）

③ 全身麻酔

全身麻酔についての基本的な知識として、使用する薬剤の種類や特徴、麻酔導入方法について理解しましょう。

全身麻酔

全身麻酔とは、中枢神経の機能を抑制することにより、刺激に対し反応しない状態をいい、患者の状態や手術内容に合わせて手術に必要な鎮静（吸入麻酔薬、静脈麻酔薬）、鎮痛（オピオイド、硬膜外麻酔、脊髄くも膜下麻酔、神経ブロック）、不動化（筋弛緩薬）、有害反射の抑制を得るために、1つの薬剤ではなく、さまざまな種類の薬剤を目的に応じて使用し、効果的にかつ最小限の副作用で施行できるようコントロールする麻酔法です。バランス麻酔と呼ばれます。

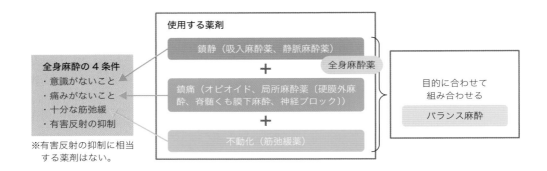

全身麻酔の種類

吸入麻酔

吸入麻酔薬を気体として吸入することで、肺胞に拡散し、血液に溶解します。血液が循環し中枢神経に運ばれる過程で脂肪や筋肉組織にも取り込まれていき、全身麻酔状態を作り出す方法です。

吸入麻酔薬の種類として、亜酸化窒素（笑気）、揮発性吸入麻酔薬であるセボフルラン（セボフレン®）、イソフルラン（フォーレン®）、デスフルラン（スープレン®）があります。

吸入麻酔薬の特徴

注意！ 耳管閉塞、気胸、イレウス、気脳症、眼内ガス注入手術中と術後、鼓室形成術

		特徴・使用上の注意
ガス麻酔薬	亜酸化窒素（笑気）	● 無色・無臭のガス ● 他の麻酔薬と併用して使用する。 ● 鎮痛作用は強く、鎮静作用や健忘作用は少ない。 ● 体内に閉鎖腔がある患者は、笑気が閉鎖腔を拡張させるため使用禁忌である。
揮発性吸入麻酔薬	セボフルラン	● 導入が速やかである。 ● 臭いが少なく気道刺激性が少ないため、導入から使用が容易である。 ● 非脱分極性筋弛緩薬の作用を増強する。
揮発性吸入麻酔薬	イソフルラン	● 脳外科手術での麻酔に適する（脳血管拡張作用が少ないため）。 ● 導入が緩徐、刺激臭が強く気道刺激があるため、導入には適さない。 ● 頻脈、低血圧傾向を呈する（血管拡張作用が強く、心筋抑制作用が少ない）。
揮発性吸入麻酔薬	デスフルラン	● 気道刺激性が強いため、麻酔導入には使用しない。 ● 吸入麻酔薬の中で導入・覚醒が最も速い。 ● 非脱分極性筋弛緩薬の作用を増強する。

静脈麻酔とは

静脈内に麻酔薬を投与し、中枢神経系に作用して意識を喪失させる、または強い鎮静をもたらします。全身麻酔での静脈麻酔薬の使用方法には大きく分けて2つあります。

麻酔導入　　　　　　　　　　麻酔維持

①静脈麻酔薬（鎮静薬）　➡　**揮発性吸入麻酔薬＋鎮痛薬＋筋弛緩薬**
②静脈麻酔薬（鎮静薬）　➡　**静脈麻酔薬（鎮静薬）＋鎮痛薬＋筋弛緩薬**　➡　全静脈麻酔（TIVA）

静脈麻酔薬の使用目的と薬剤の種類

吸入麻酔を行う際の麻酔導入に使用	プロポフォール、チオペンタール、チアミラール、ミダゾラム、ケタミン、レミマゾラム
麻酔導入だけでなく、麻酔の維持にも使用	プロポフォール、レミマゾラム
局所麻酔手術中あるいはICUなどでの鎮静に使用	プロポフォール、ミダゾラム、デクスメデトミジン

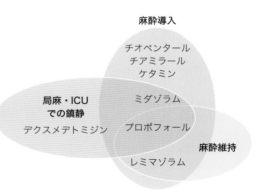

主な静脈麻酔薬の特徴

薬品名	特徴・使用上の注意
プロポフォール	● 作用発現が速い。 ● 代謝が速いため、TIVA の鎮静薬として用いられる。 ● 注入時の血管痛がある。 ● 鎮痛作用を持たない（麻薬などで十分な鎮痛を行う必要がある）。 ● 大豆、卵アレルギー患者への投与は要注意である。 ● 術後悪心・嘔吐が少ない。
チオペンタール チアミラール	● プロポフォールと比べて徐脈・低血圧が起こりにくい。 ● 注入時の血管痛はない。 ● 重症気管支喘息、発作中の患者には禁忌である。 ● ロクロニウムと混合すると結晶ができ、輸液ラインが閉塞することがある。 ● 強アルカリ性であり、血管外漏出すると強い組織障害が起こる。
ミダゾラム	● プロポフォールと比べて血圧が下がりにくい（心臓外科手術時の導入時に使用）。 ● フルマゼニルで拮抗できる（拮抗後の再鎮静に注意）。 ● 注入時の血管痛は少ない。 ● 麻酔深度が浅くなっても薬を投与してからの記憶がなくなる前向性健忘作用がある。
ケタミン	● 2007 年より麻薬指定 ● 血圧が低下しにくい（ショック患者の麻酔導入で使用）。 ● 鎮静かつ鎮痛作用がある。 ● 頭蓋内圧亢進（脳腫瘍・脳出血など）患者には禁忌である（脳圧上昇）。 ● 悪夢をみることがある。
レミマゾラム	● 循環抑制作用が少ない。 ● 作用時間が短い。 ● 注入時の血管痛がほとんどない。 ● フルマゼニルで拮抗できる。
デクスメデトミジン	● 低血圧、徐脈となる。 ● 鎮静かつ弱い鎮痛作用がある。 ● 自発呼吸が残りやすい。 ● 認知機能は維持されるため、鎮静中でも意思の疎通が可能である。

🐾 全静脈麻酔（TIVA）とは

　吸入麻酔薬を併用せず、静脈から投与する薬物のみで全身麻酔に必要な鎮静、鎮痛、不動化を得る麻酔方法を全静脈麻酔（total intravenous anesthesia；TIVA）と言います。静脈麻酔薬、鎮痛薬（オピオイド）、筋弛緩薬を静脈ラインから投与し、麻酔の導入と維持を行います。多くの

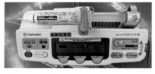

場合、静脈麻酔薬のプロポフォール（ディプリバン®）を投与するときには、患者の状態に応じて薬剤の目標濃度を調節することを可能にした TCI（target controlled infusion）ポンプを使用します。

これも覚えておこう！

プロポフォールを用いた TIVA を行う症例
● **PONV のリスクが高い人**
　吸入麻酔薬使用時と比べて術後の悪心・嘔吐（postoperative nausea and vomiting；PONV）が少ないという利点があります。
● **運動誘発電位（MEP）モニタリングを行う場合**
　脳や脊椎の手術などで、術後に麻痺が発生する可能性がある場合、MEP モニタリングを行いながら手術を進めることがあります。吸入麻酔薬を使用すると誘発電位が抑制され、うまくモニタリングできないことがあるため TIVA が好まれます。

よくあるギモン

PONV のリスクが高いのはどんな人ですか？
　PONV のリスク因子を覚えておきましょう。
● **患者**：女性、PONV の既往、乗り物酔いをする人、非喫煙者、若年者
● **麻酔**：吸入麻酔薬の使用、長時間麻酔、術後のオピオイド使用

全身麻酔の導入方法

急速導入：rapid induction

➡️ 成人の全身麻酔の一般的な導入方法

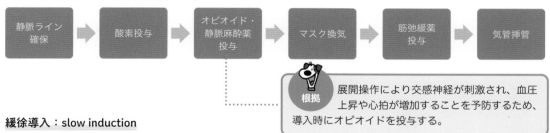

静脈ライン確保 ➡ 酸素投与 ➡ オピオイド・静脈麻酔薬投与 ➡ マスク換気 ➡ 筋弛緩薬投与 ➡ 気管挿管

根拠 展開操作により交感神経が刺激され、血圧上昇や心拍が増加することを予防するため、導入時にオピオイドを投与する。

緩徐導入：slow induction

➡️ 小児など静脈ラインが確保困難な場合の導入方法

吸入麻酔薬で導入するため、静脈麻酔に比べ鎮静に時間がかかります。

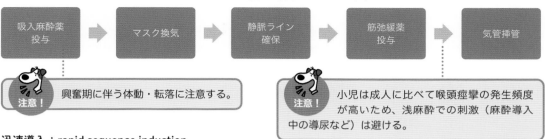

吸入麻酔薬投与 ➡ マスク換気 ➡ 静脈ライン確保 ➡ 筋弛緩薬投与 ➡ 気管挿管

注意！ 興奮期に伴う体動・転落に注意する。

注意！ 小児は成人に比べて喉頭痙攣の発生頻度が高いため、浅麻酔での刺激（麻酔導入中の導尿など）は避ける。

迅速導入：rapid sequence induction

➡️ フルストマック・誤嚥の危険性の高い患者（例：絶食時間が十分とれていない、または不明、イレウス状態、妊婦や高度肥満など）の導入方法

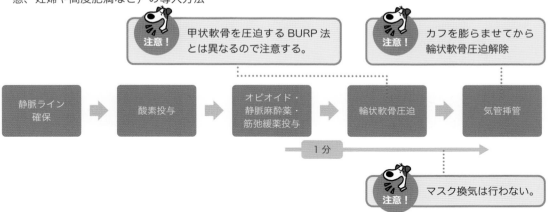

注意！ 甲状軟骨を圧迫する BURP 法とは異なるので注意する。

注意！ カフを膨らませてから輪状軟骨圧迫解除

静脈ライン確保 ➡ 酸素投与 ➡ オピオイド・静脈麻酔薬・筋弛緩薬投与 ➡ 輪状軟骨圧迫 ➡ 気管挿管

1分

注意！ マスク換気は行わない。

意識下挿管：awake intubation

➡️ 気道確保困難のリスクが高い場合や、全身麻酔の導入により循環虚脱を起こす可能性がある場合の導入方法

意識を保ったまま気管挿管を行い、その後、麻酔導入を行います。

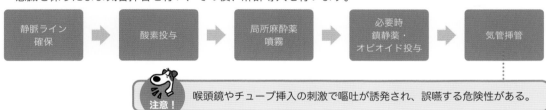

静脈ライン確保 ➡ 酸素投与 ➡ 局所麻酔薬噴霧 ➡ 必要時鎮静薬・オピオイド投与 ➡ 気管挿管

注意！ 喉頭鏡やチューブ挿入の刺激で嘔吐が誘発され、誤嚥する危険性がある。

（長谷川佳代）

④ 気管挿管の介助

気管挿管は、口または鼻から気管チューブを挿入して気道を確保し、術中の呼吸を管理するために行われます。介助に必要な解剖や手順を理解し、スムーズに介助できるようにしましょう。また、挿管困難を予測したり、挿管・抜管時に注意すべきことを確認するなど、適切な患者観察を行いましょう。

気管挿管の介助で知っておきたい解剖

経口挿管の場合、口腔、咽頭、喉頭を経由し、声門から気管にチューブが挿入されます（図）。気管挿管における喉頭展開の際、声門が確認しにくい場合は、甲状軟骨を圧迫することで声門が確認しやすくなります。胃内容物を誤嚥する危険がある場合は、輪状軟骨を圧迫すると食道が圧迫されて胃内容物の逆流による誤嚥を防ぐことができます。どちらの圧迫も麻酔科医に依頼されて看護師が実施するので、位置を覚えておきましょう。

鼻腔から気管にかけての解剖と気管チューブの位置

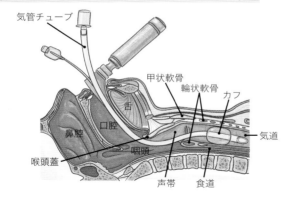

喉頭の名称

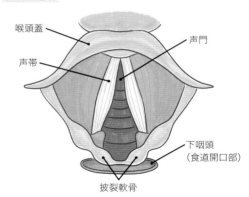

挿管介助の手順

1 マスク換気

適切に換気できているか観察します。

- 胸郭が上下しているか
- SpO₂値の低下はないか
- カプノメーターの波形が出ているか

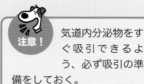

注意！ 気道内分泌物をすぐ吸引できるよう、必ず吸引の準備をしておく。

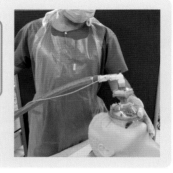

咽頭・気管軸　口腔軸

喉頭軸

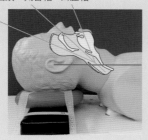

ポイント

スニッフィングポジション（匂いを嗅ぐ姿勢）
枕を高くすると、口腔軸（上切歯と舌根を結ぶ線）と、咽頭気管軸（咽頭と気管を結ぶ線）、喉頭軸（喉頭の向きを示す軸）が近づき、喉頭鏡をかけた目線上に声門が見えやすく、喉頭展開しやすくなる。通常は、口腔軸は咽頭気管軸、喉頭軸に対し、ほぼ垂直に向いている。

注意！ 外耳孔と胸骨が同じ高さになるように。

ブレードが歯を強く圧迫すると歯が欠けたり、折れることがある。上口唇が歯とブレードの間に挟まって出血していることがある。

② 喉頭鏡を渡す（喉頭展開）

麻酔科医は、右手で開口します。喉頭鏡は左手に渡します。

- 喉頭鏡の向きは、ブレードの先が胸側に向く向きで渡します。
- 喉頭鏡のブレードとハンドルの接続部が手の平に収まるように渡します。

注意！ 麻酔科医は喉頭展開に集中しているため、看護師が声かけし注意を促しましょう。
「ブレードが歯に当たって歯牙損傷の危険がないですか？」
「ブレードと歯の間に上口唇が挟まって損傷の危険がないですか？」

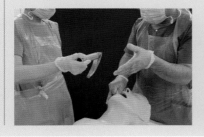

看護師　　　　　　　看護師

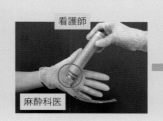
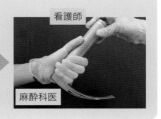

麻酔科医　　　　　　麻酔科医

これも覚えておこう！

甲状軟骨圧迫（BURP法：backward upward rightward pressure）

喉頭展開が難しい場合に、甲状軟骨の部分を圧迫して視野確保を支援します。喉頭展開している麻酔科医が喉頭鏡の右側に声門を見ることができるように後方、上方かつ右方へ圧迫することで最適の圧迫方法を示し、介助者が圧迫を交代することで視野を確保します。

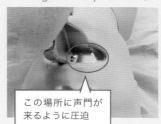

この場所に声門が来るように圧迫

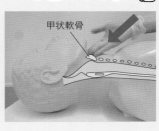

甲状軟骨

3 気管チューブを渡す。

麻酔科医は左手で喉頭鏡を保持しています。介助者が気管チューブの上方を持ち、麻酔科医の右手に渡します。

- 気管チューブは、先端が胸側に向くようにします。
- 麻酔科医が喉頭展開から目を離さず気管チューブの中間あたりを持てるように渡します。

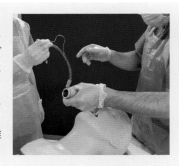

 注意！ 甲状軟骨を圧迫している場合は、気管チューブが声門を通過するのを妨げないように、麻酔科医の合図で圧迫を解除します。タイミングを合わせましょう。

4 上口唇を右上側によける。

喉頭展開の視野を保ちながら気管チューブを挿入するために、右上側にスペースをあけます。

- 喉頭展開の視野がずれない程度の力加減にしましょう。

注意！ 喉頭展開の視野がずれない程度の力加減にしましょう。

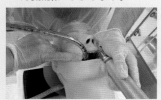

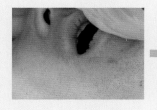 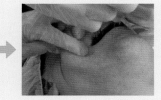

5 スタイレットを抜去する。

気管チューブの先端が声門を少し通過した時点で、麻酔科医の合図でスタイレットを抜去します。

- 片手で気管チューブを押さえて、気管チューブの位置が変わらないようにしましょう。
- スタイレットの曲線のとおりに弓なりに抜きます。

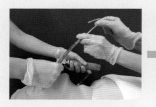 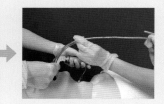

6 麻酔回路と気管チューブを接続する。

麻酔科医が気管チューブを適切な位置まで挿入し、喉頭鏡を外した後に麻酔回路を接続します。

注意！ 気管チューブの深さをメモリで確認し、位置が変わらないように注意する。

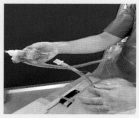

7 カフにエアを注入する。

麻酔科医が用手換気を行い、看護師がカフにエア（5mL程度：個人差あり）を注入します。カフにエアを指示量または1mLずつ声に出しながら、エア漏れがなくなるまで注入します。

- 患者の胸郭の上下によって換気ができているか確認します。
- 呼気時に患者の口元からエア漏れの音が聞こえないか確認します。

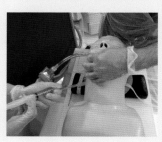

カフ圧の調節

　カフ圧が低すぎると、気管と気管チューブの隙間から唾液などが気管内に垂れ込む危険があります。逆に高すぎると気管粘膜を圧迫し、浮腫による気道狭窄や反回神経麻痺を起こす恐れがあります。どちらも術後の呼吸状態を悪くする原因になりますので、挿管操作が落ち着いたら、カフ圧計を用いて20mmHg程度になるように調節することが必要です。

8 聴診する。

聴診器を麻酔科医に装着します。麻酔科医は5点聴診（①心窩部→②左右前胸部→③左右側胸部）で適切に挿管されたかを確認します。

● 吸気時に胸郭が左右とも均等に上昇しているか
● カプノメーターに波形が出ているか

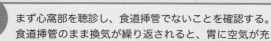

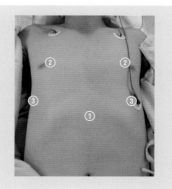

注意！　まず心窩部を聴診し、食道挿管でないことを確認する。食道挿管のまま換気が繰り返されると、胃に空気が充満し胃内容物の逆流の原因になり危険。食道挿管の場合は、すぐにカフを脱気し、抜管し、再挿管する。

5章
麻酔 ④ 気管挿管の介助

片肺挿管とは、どういうことですか？

　気管チューブが深く挿入されすぎて、気管分岐部を超えて気管支に挿入された場合のことを片肺挿管と言います。聴診の結果、片肺挿管であった場合は、気管チューブを適切な位置まで引き、両肺で換気されるように調整します。麻酔科医の合図でカフを脱気させ、気管チューブの深さが調整されたら、再びカフにエアを注入し、聴診して深さが適切になったかを確認します。スムーズに介助できるようにしましょう。

9 固定する。

麻酔科医は麻酔回路の重みで気管チューブが引っ張られないように、回路を外して固定します。

● 固定の前後で気管チューブの深さが変わっていないか確認します。

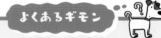

注意！　固定する位置は、左右口角や正中など、術式や体位によって違う場合があるため、診療科医に確認しておきましょう。

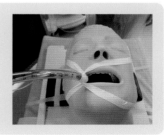

誤嚥のリスクがある場合はどう対応すればよいですか？

　誤嚥のリスク（次ページ）がある患者の気管挿管は、迅速導入（クラッシュ挿管）で行われます。麻酔導入・患者入眠と同時に輪状軟骨を圧迫し、マスク換気はせず、筋弛緩薬の効果が得られたら（スキサメトニウム注：およそ1分、エスラックス®：およそ3分）、すぐに挿管となります。挿管されたら、カフにエアを10mL注入し、胃内容物の逆流による誤嚥を防止した後、麻酔科医の指示で輪状軟骨の圧迫を解除し、麻酔回路を接続し換気が行われます。手順の違いと意味を理解し、スムーズに介助できるようにしましょう。

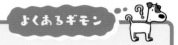

3kg程度の力で真下に押し、食道を圧迫

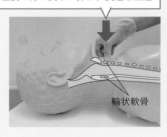

輪状軟骨

誤嚥のリスクのある患者
- ☑ 緊急手術（最終飲食からあまり時間がたってない場合）
- ☑ イレウスなど消化管に通過障害がある
- ☑ 妊婦
- ☑ 肥満患者
- ☑ 腹部に多量の腹水や大きな腫瘍がある患者　など

これも覚えておこう！

挿管困難の予測

　挿管困難とは、文字通り何らかの理由で挿管することができない、または難しい状態のことです。気管挿管できない状態でも、マスク換気ができていれば患者の呼吸は保たれますが、マスク換気も困難な場合は、低酸素状態から心停止に至り、生命に危険を及ぼすことになりかねません。このような状態のことを、換気不能・挿管不能（cannot ventilate, cannot intubate；CVCI）と言います。術前に麻酔科医が評価して対応策を指示しますが、看護師も患者にどのような危険があるのかリスクを LEMON の法則（表）でアセスメントし、麻酔科医と一緒に対応策を準備・実行しましょう。

挿管困難のリスクのある患者

L	look externally （外見観察）	● 歯の状況：動揺歯、独立した残存歯　➡歯牙損傷 ● 顔面の外傷、髭など　➡マスク換気困難
E	evaluate the 3-3-2 rule （3-3-2 の法則による評価） [p.33 の図参照]	● 開口 3 横指以下　➡開口障害 ● オトガイー舌骨間 3 横指より狭い　➡小顎 ● 口腔底ー甲状軟骨間 2 横指より狭い　➡短頚
M	Mallampati score （マランパチ分類） [p.33 の図参照]	● クラスⅢ・Ⅳ　➡挿管困難
O	obstruction or obesity （気道閉塞や高度肥満）	● 頚部手術後、気管切開後：気道の偏位や狭窄　➡挿管困難 ● 気管内腫瘍、甲状腺腫瘍、縦隔腫瘍、浮腫：気道の偏位や狭窄　➡挿管困難 ● 肥満：BMI 30 以上　➡換気困難、挿管困難
N	neck mobility （頚部の可動性）	● 頚部放射線治療後、関節リウマチ、頚椎症：頚部後屈困難　➡挿管困難

Column　喉頭痙攣

　喉頭痙攣は、麻酔深度が浅い状態のときに、喉頭への刺激により迷走神経支配筋が痙攣して声門が閉鎖することを言います。麻酔導入時の筋弛緩薬を使用していない時期、または麻酔覚醒時の筋弛緩薬を拮抗させた時期に発生しやすく、換気困難に陥ります。SpO$_2$ 値が低下していき、不安や焦りが生じますが、リスクを把握し、発生時には麻酔科医と協力して落ち着いて対応できるようにしましょう。

喉頭痙攣発生となる危険因子
- ● 筋弛緩薬非投与下での浅い麻酔深度や不十分な鎮静下での喉頭刺激
- ● 上気道感染者
- ● 喫煙者、もしくは周りに喫煙者
- ● 扁桃摘出など気道周辺手術
- ● 咽頭部の分泌物、出血
- ● 小児

喉頭痙攣の対処法
- ☑ 刺激物質の除去
- ☑ 100％酸素の投与
- ☑ マスクをしっかりと当てて持続陽圧換気
- ☑ 静脈麻酔薬（プロポフォールなど）の使用
- ☑ 筋弛緩薬（スキサメトニウム注、エスラックス®など）の投与

Column 気道確保困難

　術前に気道確保が困難と評価された場合、または、麻酔導入後に予期せぬ気道確保困難になった場合に、速やかに対応するための物品が必要となる場合があります。麻酔科医の指示のもと、緊急コールを発令し、迅速に対応するためには、気道確保困難時の必要物品があらかじめまとめて搭載されている difficult airway management（DAM）ワゴンがあると便利です。

【DAM ワゴンの例】

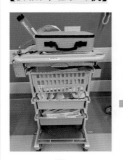

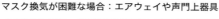
マスク換気が困難な場合：エアウェイや声門上器具

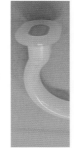 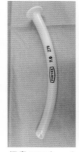 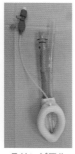 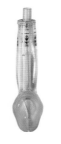 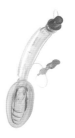

| 経口エアウェイ | 経鼻エアウェイ | ラリンジアルマスク | インターサージカル i-gel [i] | air-Q™ ブロッカー気道確保チューブ [ii] |

挿管が困難な場合：特殊挿管用具や気管支ファイバー、チューブエクスチェンジャー、輪状甲状膜穿刺器具

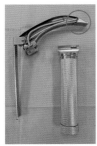 ブレードの先端が屈曲することで、喉頭蓋を挙上でき挿管しやすくする。

マッコイ喉頭鏡

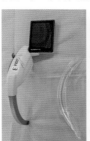 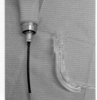 モニター画面で声門を確認しながら挿管できる。頚部を後屈せず愛護的に挿管できる。

マックグラス　　エアウェイスコープ

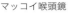 モニター画面で声門を確認しながら挿管できる。頚部を後屈せず、開口障害のある患者でも、経口、または経鼻から挿管できる。

気管支ファイバー

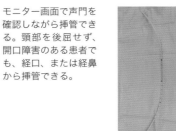 声門上器具から気管チューブへの入れ替え時や、挿管チューブの交換時などに、ガイドとして使用される。

チューブエクスチェンジャー

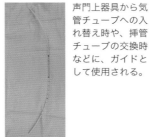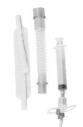 頚部の輪状甲状膜を穿刺することでカテーテルを挿入し換気できるようにするもの。外科的気道確保の用具。

クイックトラック [iii]（輪状甲状膜穿刺器具）

写真提供：ⅰ）Intersurgical Ltd.、ⅱ）インターメドジャパン、ⅲ）スミスメディカル

（宮川久美子）

5 覚醒・抜管時の観察とケア

手術が終了したら、麻酔薬は減量あるいは停止されます。麻酔から覚醒し、いつ、どのように抜管されるのか、介助の手順や観察のポイントを理解し、患者が安全・安楽に退室へ向かえるようにしましょう。

🐾 覚醒状態の確認

- 自発呼吸の状態
  $ETCO_2$ 50cmH_2O 以下の範囲で、PEEP 5cmH_2O まで、呼吸回数 8 回／分までで調整し、自発呼吸を確認する[3]。
- 意識や筋力の回復状況
  呼びかけや刺激で開眼、開口、握手・離握手などの指示動作ができる。
- 舌根沈下や気道閉塞の回避能力の状況
  舌を出せる、気管吸引時の咳嗽反射の出現、嚥下運動の出現

🐾 抜管するための評価

- ☑ 自発呼吸が安定している。
- ☑ 一回換気量が十分である。
- ☑ 呼びかけに反応し、指示動作ができる。
- ☑ 筋弛緩薬の作用の残存がなく、筋力が回復している。
- ☑ 咳嗽反射がある。
- ☑ 低体温でない。
- ☑ 循環不全がない。　　　など

注意！

- 挿管困難があった
  ➡抜管後の呼吸不全時に、気道確保が困難な可能性がある。
- 挿管操作を複数回行っている、または頭低位で長時間手術後
  ➡喉頭浮腫による抜管後の気道閉塞の可能性がある。
- 甲状腺全摘術後
  ➡両側反回神経麻痺による呼吸困難の可能性がある。
- 早産児
  ➡抜管後に無呼吸になりやすい。

＊これらの場合、再挿管や緊急気管切開の準備が必要になる。麻酔科医や診療科医に確認し、抜管前に必要物品や人員の確保を行う。

これも覚えておこう！

深麻酔下抜管
　気管支喘息の既往があり、気管に刺激を与えたくない場合や、抜管時のいきみやバッキングを避けたい術式（頚椎固定術、脳外科手術、眼科手術、小児など）の場合、しっかりと覚醒する前に抜管を行うことがあります。気道閉塞のリスクがあるため、気道確保物品の準備が必要です。

🐾 抜管の手順

1 吸引

口腔内・気管内を吸引します。

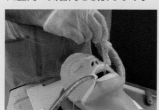

注意！ 急な体動に注意しましょう。吸引で苦痛を感じた患者が、急に起き上がろうとしたり、気管チューブや尿道カテーテルを引き抜こうとしたりする場合があります。麻酔から覚醒してきたばかりの患者が混乱しないように、しっかり声かけをしましょう。患者のそばを離れず、手を握ったり、四肢を抑制してルートチューブ類の誤抜去や、ベッドからの脱落・転落を防止しましょう。また、気管チューブを噛んで閉塞しないようバイトブロックが吐き出されないように注意しましょう。

2 カフを脱気する➡抜管

麻酔科医は、気管チューブを固定しているテープを外し、そのまま、または加圧バッグで肺を膨らませながら（加圧抜管）、あるいは吸引しながら（吸引抜管）、気管チューブを抜去します。麻酔科医の合図で、カフを完全に脱気します。

● カフのパイロットバルーンを完全に脱気しましょう。
● 「カフを抜きました」と麻酔科医に声をかけましょう。

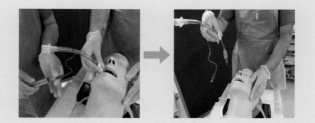

注意！ カフの脱気が不十分な状態で抜管すると、気管や声門を傷つけ、咽頭痛や嗄声の原因になる。注射器で10mL脱気しても、パイロットバルーンが完全に脱気して潰れていない場合もあり、カフの脱気が不完全なことがある。パイロットバルーンの完全な脱気を確認してから、「カフを抜きました」と声をかける。

3 口腔内吸引

口を開けてもらい、口腔内を吸引します。
● 患者に声かけしましょう。

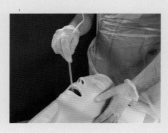

4 酸素投与

麻酔回路にマスクを接続し、患者に酸素投与する。
● 胸郭が上下しているか確認しましょう。
● SpO_2値が低下していないか確認しましょう。

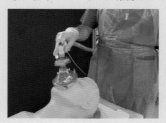

5章

麻酔 ⑤ 覚醒・抜管時の観察とケア

127

🐾 抜管後の呼吸管理に関する観察

- 麻酔薬の残存による意識レベルの低下や呼吸抑制・舌根沈下の有無
- 挿管時や抜管時の声帯損傷による嗄声や咽頭痛の有無
- 喉頭痙攣や喉頭浮腫、鼻・口や頚部周辺の術野からの出血、唾液・痰による気道閉塞の有無
- シバリングによる呼吸状態の悪化の有無
- 喘息の既往のある患者の喘息発作の有無　　など

🐾 術後悪心・嘔吐（PONV）のリスク因子

　全身麻酔の術後に悪心や嘔吐が発生することを postoperative nausea and vomiting（PONV）と言います。患者にとってはとても不快で、悪心・嘔吐による創部痛の増強や、嘔吐物の誤嚥による呼吸状態の悪化、悪心・嘔吐の苦痛そのものにより早期離床の妨げになる場合もあります。対策として PONV のリスクが高い患者には、PONV を発生させないような麻酔方法が工夫されます。看護師もリスクを把握し、PONV が発生した場合には、誤嚥を防ぎ安楽な体位を工夫するなどし、病棟看護師にも申し送って連携してケアできるようにしましょう。

対策として選択される麻酔方法
① 全静脈麻酔（TIVA）：吸入麻酔薬は悪心・嘔吐を発生しやすい
② 神経ブロックの併用
③ 術中・術後のオピオイド使用量を最小限にする：NSAIDs や局所麻酔を使用
④ 制吐薬を使用

成人における PONV のリスク因子

患者因子	女性、PONV の既往、非喫煙者、車酔いをする、年齢（若年者）
麻酔因子	揮発性麻酔薬の使用、亜酸化窒素（笑気）の使用、術中・術後のオピオイド使用
手術因子	手術時間
手術の種類	腹腔鏡手術、胆嚢摘出術、婦人科手術

Apfel スコア

リスク因子	点数
女性	1
非喫煙者	1
PONV の既往	1
術後のオピオイド使用	1

リスク因子の合計が相対的危険度
0 点→ 10%　　3 点→ 60%
1 点→ 20%　　4 点→ 80%
2 点→ 40%

（文献 4 より改変）

（宮川久美子）

6章

術中の管理とモニタリング

① 輸液管理

術中輸液の目的は、適切な酸素供給（循環血液量を保持し、心拍出量と酸素化の保持）と、適切な血清電解質・血糖の保持です。周術期に使用される輸液製剤は主に晶質液と膠質液です。

🐾 体液分布とその比率

成人では生体の約60%が水分であり、細胞内液40%、細胞外液20%（間質液15%、血漿5%）に区別されます。年齢によって体内の水分量は異なります。

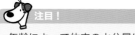

注目！
年齢によって体内の水分量は異なる。

体重60kgの場合
体液量は　　60kg × 0.6 = 36L
細胞内液は　60kg × 0.4 = 24L
細胞外液は　60kg × 0.2 = 12L
　　　　　　（間質液 9L、血漿 3L）

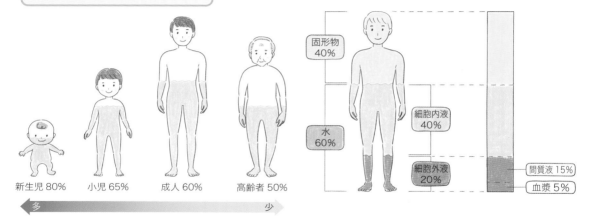

新生児80%　　小児65%　　成人60%　　高齢者50%

多　　　　　　　　　　　　少

よくあるギモン

細胞内液・細胞外液とは何ですか？
細胞内液：細胞膜の内側にあり細胞内を満たす液体のこと
細胞外液：細胞外にある液体のこと。細胞外液には、血液の液体成分である血漿と、細胞の周囲を満たす間質液が含まれており、これらは毛細血管壁によって隔てられています。

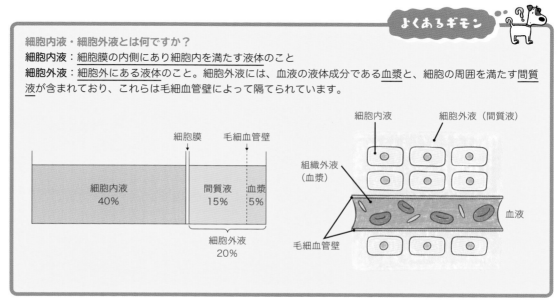

🐾 輸液製剤の種類

周術期に使用される輸液製剤は主に晶質液と膠質液です。

晶質液	● 細胞外液成分に類似した電解質を含有する細胞外液補充液で、出血や脱水などにより細胞外液が消失した際に使用される。 ● 投与量の25％が血管内に、75％は間質に移行すると考えられている（500mLの輸液では、血管内に125mL〔＝ 500mL × 0.25〕とどまる計算）。 ● 重炭酸リンゲル液、乳酸リンゲル液、酢酸リンゲル液は生理食塩水よりも細胞外液に近い生理的な輸液。Caイオン、Kイオンを加えたリンゲル液で、かつ体内で産生された酸を中和する（代謝性アシドーシスを補正する）ためのアルカリ化剤として重炭酸・乳酸・酢酸が含まれている。重炭酸リンゲル液では、代謝性アシドーシスを補正するHCOイオンがそのまま添加されているのに対し、乳酸は肝臓で、酢酸は肝臓および筋肉で代謝されることでHCOイオンが産生される。 ● 大量出血の際には、血管内容量保持・血圧保持には単独では難しい時があり、膠質液を併用する。	0.9％生理食塩水、重炭酸リンゲル液（ビカーボン®など）、酢酸リンゲル液（ソルアセトF®、フィジオ®140など）、乳酸リンゲル液（ラクテック®など）
膠質液	● 血管外に出ず血管内に留まるくらいの大きさを持った分子（人工膠質であるヒドロキシエチルデンプン〔HES〕やアルブミン）を成分とした輸液製剤 ● 製剤によって異なるが、80％以上血管内にとどまると考えられている。	● 人工膠質液：ボルベン®、ヘスパンダー®など ● 血液成分由来の膠質液：アルブミン、加熱ヒト血漿蛋白製剤

🐾 輸液量の考え方～術中のIN-OUTバランス～

■ 術中輸液に使用される製剤

手術中の輸液は、体液喪失の改善が主な目的となるため、晶質液である細胞外液補充液が使用されます。

■ 術中のIN-OUTの考え方

術前からの欠乏量（絶飲食に伴う脱水）、術中の維持輸液量、麻酔による血管拡張に伴う静脈還流・心拍出量の減少、術中の不感蒸泄、手術による体液喪失（出血、尿量、漏出液から生じる体液喪失など）を考え合わせて決定します。

ポイント
IN-OUTバランスを考える上で、術野で使用した洗浄量や吸引出血量、ガーゼ出血量を正確に把握することは重要。外回り看護師の重要な役割でもある。

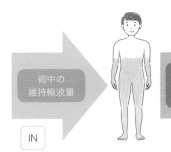

IN　術中の維持輸液量　｜　術前からの欠乏（絶飲食に伴う脱水）　麻酔による血管拡張に伴う静脈還流・心拍出量の減少　細胞外液不足　｜　術中不感蒸泄　手術による体液喪失（出血、尿量、漏出液から生じる体液喪失など）　OUT

■ 輸液量の考え方

注意！ 輸液量に関しては、多くの研究が行われているものの、いまだ適切な輸液管理についての結論は得られていない。

これまでの輸液管理

これまでの術中輸液は体重から水分必要量を計算する「4-2-1ルール」や静的指標（心拍数、血圧、尿量、中心静脈圧）に基づき、血管外の間質（いわゆるサードスペース）への移行を考慮し、晶質液を投与していました。この方法は過剰輸液になる傾向があり、縫合不全、消化管蠕動運動の低下、呼吸不全などの合併症を来す可能性が指摘されていました。**注意！**

新しい輸液管理

　術後の早期機能回復を目的とした**目標指向型輸液療法（goal-directed therapy：GDT）**が提唱・実践されつつあります。GDT とは、酸素供給に注目し、血管内容の過不足を反映する心拍出量や一回拍出量などに目標値を設定して輸液を行う方法です。輸液反応性の指標として特に、動的指標と言われる、一回拍出量（SV）や一回拍出量変動（SVV）、脈圧変動（PPV）などの陽圧換気に伴う波形の呼吸性変動は広く用いられています。また、GDT では、膠質液を活用し、晶質液の使用量を減らす概念も盛り込まれています。しかし、術中の輸液管理における GDT は、GDT のエビデンスレベル、GDT プロトコールの複雑さや多様性などの問題点が挙げられ、わが国における施行率は低いのが現状です [1]。

これも覚えておこう！

呼吸性変動

　呼吸性変動とは、人工呼吸中の肺胞にかかる圧力の周期的な変動により心機能が影響を受け、呼吸サイクルにより一定の範囲で変動することです。陽圧換気中の吸気時には、胸腔内圧が上がることで、静脈還流が減少して心拍出量が低下します。呼気時には、その圧が解除され、静脈還流が増加して心拍出量が増加するために、呼吸性変動が起こります。この変化は、観血的動脈測定や、パルスオキシメータなど継時的な血液の流れを示すモニターでは脈波の変動として知ることができ、輸液が不足した場合には脈波の変動が大きくなります（本章④「循環モニタリング」の「観血的血圧（動脈ライン）」p.143 を参照）。

結局、輸液量はどうすればよい？

注意！

　何が最適な輸液管理の方針かは結論が出ていませんが、輸液バランスは 0～3.0kg 未満の体重増加を維持することが目標とされています。脱水を増悪する制限された輸液は、心不全、腎不全、血流低下による腸管機能低下などを引き起こすため施行するべきではなく、過度の水分や塩分を最小限にしたゼロバランスを目標にした輸液管理を施行することが重要です [2]。

　麻酔科医は全身状態を見ながらモニタリングを駆使し、その患者にとって最適な輸液管理を行っています。

これも覚えておこう！

維持輸液量の決定に用いる 4-2-1 ルール

　体重を、10kg あるか、10～20kg の間はどれくらいあるか、20kg 以上の量はどれくらいあるかと分割して計算します。
- **体重 15kg の場合**（10kg ＋ 5kg と考える）：10kg×4mL/kg/ 時 ＋ 5kg×2mL/kg/ 時 ＝ 50mL/ 時
- **体重 60kg の場合**（10kg ＋ 10kg ＋ 40kg と考える）：10kg×4mL/kg/ 時 ＋ 10kg×2mL/kg/ 時 ＋ 40kg× 1mL/kg/ 時 ＝ 100mL/ 時

体重 10kg まで	4mL/kg/ 時
体重 10～20kg	2mL/kg/ 時
20kg 以上	1mL/kg/ 時

60kg	10	10	40	
30kg	10	10	10	
15kg	10	5		

10kg　20kg

4mL/kg/ 時　2mL/kg/ 時　1mL/kg/ 時

（大山亜希子）

❷ 輸血

術中輸血療法の目的は、血液中の成分が量的または機能的に低下したときに、その成分を補充することです。輸血は臓器移植の一種であり、一定のリスクを伴うため、輸血終了後も継続的な観察を行うことが大切です。

🐾 輸血製剤の種類と適応

製剤	有効期限・貯法	使用目的
赤血球製剤（RBC）	赤血球濃厚液・照射赤血球濃厚液 採血後 21 日 保存温度 2〜6℃	● 貧血や術中の出血に対して使用され、循環血液量の 20％以上の喪失が適応 ● 投与量は、全身状態、出血量・速度を考慮して決定 ● 通常、7〜8g/dL 以上の Hb 濃度で十分な酸素供給が可能。これ以下になった場合に投与を開始する。
血漿製剤（FFP）	採血後 1 年 保存温度 − 20℃以下	複数の血液凝固因子の欠乏による出血ないし出血傾向のある場合に使用される。
血小板製剤（PC）	採血後 4 日 保存温度 20〜24℃ 振盪保存	血小板数の減少またはその機能低下による出血ないし出血傾向にある場合に使用される。周術期は 5 万以上を維持するよう輸血する。
全血製剤（WB）	採血後 21 日 保存温度 2〜6℃	大量出血などすべての成分が不足する状態で、赤血球と血漿の同時補給を要する場合に使用される。

> **注意！** 手術中の出血は通常ガーゼ出血と吸引出血の合計を算出する。ガーゼ出血を計測し麻酔科医に報告するのは外回り看護師の大事な役割でもある。

> **注目！**
> **輸血セット・血小板輸血セットの使用**
> 保存中の凝集塊を除去するために、フィルター付きの輸液セットを使用する。
> RBC：輸血セット
> FFP：輸血セットまたは血小板輸血セット
> PC：血小板輸血セット

［日本赤十字社「輸血製剤一覧」より抜粋・改変　https：//www.jrc.or.jp/donation/blood/list/］[3]

これも覚えておこう！

輸血に対する放射線照射

　リンパ球を含む赤血球・血小板・全血製剤では、輸血中のリンパ球が患者の体内を攻撃し、移植片対宿主反応（graft versus host disease；GVHD）を起こす危険性があります。そこで、15Gy 以上 50Gy を超えない放射線の照射を行い、リンパ球を不活化しています。血液センターや院内で照射を行っており、使用時は照射済みであることを確認します。

輸血の表記

　ラベルを見ると、製剤名の後に、LC と表記されています（赤血球製剤なら RBC-LR）。これは、leukocytes reduced の略で、「白血球を減少させた」輸血であることを示します。

自己血輸血

　輸血による副反応（ウイルス感染のリスク、免疫低下、GVHD など）を抑える目的で、自己血を採血して出血時に使用します。採取方法によって以下に分けられます。
- **貯血式**：手術待機中に 2〜3 回採血を行って貯血し、手術中や手術後に返血する。
- **希釈式**：手術直前に採血し、代用血漿の輸液を行って体内の血液を薄め、術後に返血する。
- **回収式**：術中や術後に出血した血液を回収して返血する。①手術中の出血を吸引によって回収し、遠心分離器で赤血球だけを取り出して返血する術中回収式自己血輸血と、②手術後に出血した全血をフィルターを通して戻す術後回収式自己血輸血がある。

🐾 輸血に関連した副反応と観察項目

手術中に遭遇する可能性の高い輸血副反応

輸血副反応	概要	主な症状
急性溶血性副反応 【直後〜24 時間以内】	大部分は、ABO 不適合輸血により起こる。	発熱、悪寒、腹痛、胸痛、穿刺部位の熱感、疼痛、血圧低下、頻脈、赤褐色尿、呼吸困難など
アレルギー反応（重症）： アナフィラキシーショック 【輸血中、輸血直後】	皮膚粘膜症状に加えて、気道狭窄症状や昇圧薬の投与が必要な重篤な低血圧を認める。	血圧低下（輸血前よりも収縮期血圧が 30mmHg 以上低下） 皮膚症状（全身の発疹、掻痒または紅潮） 呼吸器症状（呼吸困難、気道狭窄、喘鳴、低酸素血症）
輸血関連急性肺障害 （TRALI） 【輸血開始後 6 時間以内】	非心原性の肺水腫により急性呼吸不全を来す重篤な輸血副作用	低酸素血症、両肺野の浸潤影を伴う急性呼吸困難
輸血関連循環過負荷 （TACO） 【輸血開始後 6 時間以内】	容量負荷が原因で発症する、急性の呼吸不全を伴う心不全	急性呼吸不全、頻脈、血圧上昇、胸部 X 線上の急性肺水腫または肺水腫の悪化

※その他、遅発性の副反応として、遅発性溶血性副反応【輸血後 24 時間以降】、輸血後移植片対宿主症（輸血後 GVHD）【輸血後 1〜2 週間】、輸血感染症【数カ月〜】もある。

[日本輸血・細胞治療学会「輸血副反応」より抜粋　http://yuketsu.jstmct.or.jp/medical/side_effect/][4]

🟦 輸血患者の観察項目とポイント

- 輸血開始 5 分間は急性反応確認のため特に重要です。15 分後、終了後にも再度観察を行います。
- 成人の場合、最初の 10〜15 分間は、1mL/ 分程度で輸血します。その後は 5mL/ 分程度で輸血します。

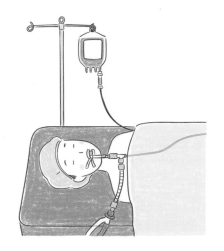

 ポイント

全身麻酔中の患者は、自覚症状を訴えられない。さらに、被覆されているため身体の観察制限もある。急性反応の早期発見のためにも、麻酔科医と連携した手術室看護師の観察が重要である。

注意! 　**安全な輸血の実施**
　　術前には、血液型検査［ABO 型、Rh（D）抗原］、不規則抗体スクリーニング検査が実施される。不規則抗体スクリーニング検査では、施設で決められた期限以内であることを確認する。また、不規則抗体がある場合には、使用できる輸血の確保状況についても確認する。
　赤血球製剤の輸血実施では、不適合輸血を防ぐため、輸血前に交差適合試験（クロスマッチ）が必要である。待機手術などですぐに輸血を行わないときには、血液型検査、不規則抗体スクリーニング検査で問題となる抗体が検出されない場合、交差適合試験を行った輸血は準備せずに手術を行う（Type & Screen 法：T&S 法）。輸血が必要となったときには、輸血用血液製剤の血液型が一致することを確認し、輸血を行う。または、交差適合試験輸血用血液製剤の血球と患者の血清を混ぜ、血液の凝集や溶血がないことを確認して輸血を行う。
　輸血の受け渡し時や受領した輸血を実施する際には、患者氏名、血液型、製剤名、製造番号、有効期限、交差適合試験の検査結果、放射線照射の有無など、ダブルチェックをしっかり行う。

よくあるギモン

急性反応とは何ですか？
　輸血開始直後に見られる副反応の症状のことで、血圧低下や皮膚症状、呼吸器症状、発熱、穿刺部位の熱感、（患者の意識があれば悪寒や胸痛、疼痛、呼吸困難など）、早急に対処が必要となる急性溶血性副反応やアナフィラキシーショックを疑う所見のことを指します。

（大山亜希子）

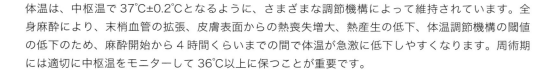

③ 体温管理

体温は、中枢温で 37℃±0.2℃となるように、さまざまな調節機構によって維持されています。全身麻酔により、末梢血管の拡張、皮膚表面からの熱喪失増大、熱産生の低下、体温調節機構の閾値の低下のため、麻酔開始から 4 時間くらいまでの間で体温が急激に低下しやすくなります。周術期には適切に中枢温をモニターして 36℃以上に保つことが重要です。

☘ 体温調節機構と麻酔中の体温変化

よくあるギモン

体温とはどこの体温ですか？
　ヒトの体温は身体の中で一様ではないため、中枢温（核心温）と末梢温（外殻温）に分けられます。

中枢温	● 身体の中心部分の温度であるため、外気温の変化に影響されにくい。 ● **測定部位**：食道、咽頭、鼓膜、血液（肺動脈）、直腸、膀胱など
末梢温	● 末梢部分の温度であるため、大気温の変化で変化する。 ● **測定部位**：生体表層部（腋窩、口腔、皮膚表面、指尖など）

注意！ 末梢温は外気温に左右されるため、全身麻酔下の手術では、身体の深部の温度である中枢温を測定する。

▤ 体温調節機構

自律性体温調節	高体温に対しては、血管拡張と発汗などにより熱を放出しやすくし、低体温では血管収縮により熱を身体の中心部や重要臓器に集中させる。さらに体温が低下すると、震え（シバリング）による熱産生と褐色脂肪細胞に代表される非ふるえ熱産生が起こる。
行動性体温調節	暑ければ薄着をし、冷房をつけ、寒ければ重ね着をし、暖房をつけるなどの行動による自己調節のことで、大脳皮質からの指令に基づく効率的な反応

注意！ 全身麻酔中は、自分の意思で体温を調整できないので、行動性体温調節は制限される。
そのため、自立性体温調節に依存することになるが、自立性体温調節も麻酔薬の影響により著しく抑制されるため、適切に体温を保持することが困難となる。

▤ 手術中の体温変化～麻酔中は低体温になりやすい～

麻酔導入による体温（中枢温）の低下の推移

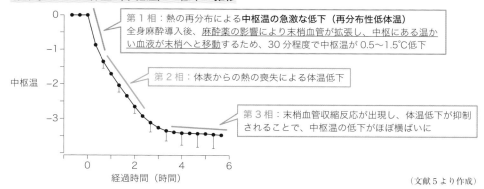

第 1 相：熱の再分布による**中枢温の急激な低下（再分布性低体温）**
全身麻酔導入後、麻酔薬の影響により末梢血管が拡張し、中枢にある温かい血液が末梢へと移動するため、30 分程度で中枢温が 0.5～1.5℃低下

第 2 相：体表からの熱の喪失による体温低下

第 3 相：末梢血管収縮反応が出現し、体温低下が抑制されることで、中枢温の低下がほぼ横ばいに

（文献 5 より作成）

136

これも覚えておこう！

熱喪失の経路

　熱の喪失には、①対流：空調による冷えた空気などの流れによる熱交換、②放射：大気中への熱の喪失（術野からの熱放射など）、③蒸散：水分の気化により気化熱として消失（呼吸や汗、開腹・開胸など）、④伝導：物との間における熱交換（冷たいベッド、冷たい輸液など）の4つがあり、これらを考えて熱の喪失を防ぐことが低体温予防に大切です。

再分布性低体温

　麻酔導入前（覚醒時）、末梢血管は収縮しており、熱は体幹の中心部に集まっているため、中枢温は37℃、皮膚表面の末梢温は31〜35℃前後の状態です（イラスト左）。麻酔が導入されると末梢血管は急速に拡張し、熱も身体全体へ拡散し、体幹部分の熱が逃げて中枢温が急激に低下します（イラスト右：中枢温36℃、末梢温33〜35℃）。この熱の変化を再分布と言い、熱の再分布によって体温が低下することを「再分布性低体温」と呼びます。

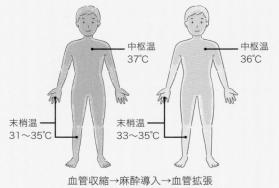

中枢温
37℃

末梢温
31〜35℃

中枢温
36℃

末梢温
33〜35℃

血管収縮→麻酔導入→血管拡張

よくあるギモン

どうして低体温はよくないのですか？

　周術期に36℃以下になると、出血量・輸血量の増加、止血凝固系の異常、術創部感染率の増加（免疫機能低下）、心筋虚血発生率の有意な増加をもたらすと言われているため、これらを予防するためにも保温・加温を常時行うことが大切です。

根拠

🐾 手術室の体温管理

低体温予防策

根拠

麻酔導入前・術前からの加温

　プレウォーミング（術前加温）が重要です。プレウォーミングすることで、末梢の温度を上昇させ、中枢温との温度差を最小限にすることができます。プレウォーミングにより、再分布性低体温（p.136の図の第1相の部分）が抑制されたという報告もあります。

＊プレウォーミング：可能であれば、病棟から患者の快適な温かさで加温・保温に努める（患者の協力や病棟との連携が必要）、入室前から温風式加温装置を用いてベッドや掛け物を温めておく、患者に合わせた室温調整を行うなど。

　術前から術中〜麻酔覚醒後まで、室温調整、温風式加温装置や温水循環式加温装置の使用、加温された輸液・輸血の投与、洗浄液・消毒液の加温などで体温管理に努めましょう。

ポイント

患者の熱喪失は90％が体表からとされているため、可能な限り体表面を覆い保温に務めましょう。

温風式加温装置

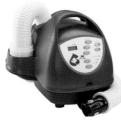

3M™ ベアーハガー™ ペーシェントウォーミングシステム（スリーエムジャパン）

🐾 麻酔中の体温上昇

悪性高熱症

常染色体優性の遺伝性疾患で、若い男性を中心に 1〜8 万人に 1 例程度の発症率と言われています。揮発性吸入麻酔薬（セボフルラン、イソフルランなど）と、脱分極性弛緩薬（スキサメトニウム）が誘引となり骨格筋代謝が異常に亢進し、過剰な熱産生によって高熱となります。発症後の進行は極めて速く、体温が 41℃以上になると致死率は 50%以上になります[6]。

よくあるギモン

悪性高熱症とはどんな症状ですか? 遭遇したらどうすればよいですか?

- 咬筋硬直による開口障害、ETCO₂ の上昇、低酸素血症、頻脈といった初期症状と、それに続く体温上昇（15 分に 0.5℃以上 [1 時間に 2℃以上]、または体温が 40℃以上）が見られます。アシドーシス、不整脈、ミオグロビン尿（コーラ色の尿）などの所見があります[6]。
- 悪性高熱症を疑った場合、「悪性高熱症患者の管理に関するガイドライン 2016」では「悪性高熱症の確定診断を待たず、ダントロレンの投与を直ちに実施すべき」とされています[7]。

注意! 自施設で、ダントロレンがどこに配置されているか確認しておきましょう!

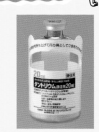

ダントロレン（ダントリウム®静注 20mL）

うつ熱

視床下部にある体温をコントロールする中枢（体温調節中枢）では、体温を何℃に維持するかという、設定温度（セットポイント）を決め、熱産生や熱放散を行うように命令を出しています。

感染症などに見られる発熱は、セットポイントが高く設定された状態です。その温度に近づこうと、体内における熱産生の著しい増加と末梢血管収縮による熱の放散抑制が行われます。発熱による高体温では末梢血管の収縮により血流量が減少するため、四肢末梢は冷たく、発汗は認められません。

一方で、うつ熱は、体温調節中枢が関与しない高体温のことです。対外環境が高温・多湿・無風という環境下では熱の放散効率が悪くなり、うつ熱を招きやすいと言えます。また、うつ熱は、四肢末梢は温かく、発汗を伴うことが多いのが特徴です。そのため、四肢末梢の温度はどうか、発汗していないかを確認し、うつ熱が疑われた場合は、積極的加温の中止と過度の被覆材の除去、必要時には送風を行うなど対処しましょう。

術前の発熱

術前の発熱では原因を検索し、手術の可否を手術の緊急性と発熱の重症度から考えます。38℃以上では中止を考慮します。

※風邪やインフルエンザ：気道過敏性が 4 週間まで持続すると考えられ、一般に 2〜4 週間あける。

発熱の原因	手術適応
風邪やインフルエンザ	症状の程度と手術侵襲・緊急性から手術時期を判断
予防接種の影響	● 麻酔方法によっては手術可能 ● 侵襲の少ない短時間で終わる手術であれば、全身麻酔も禁忌ではなく、症状の程度と手術侵襲・緊急性から手術時期を判断する。また、局所麻酔や区域麻酔（硬膜外麻酔、脊髄くも膜下麻酔、末梢神経ブロックなど）のみで可能な病態の場合も同様である。 ● ワクチン接種時は、麻酔や手術侵襲によって免疫が抑制され、抗体産生に影響する可能性があることや、副反応と術後合併症との判別が困難になることなどから、予防接種後の手術は、最短で生ワクチンは3週間、不活化ワクチンは2日（〜2週間）の間隔をあけるのがよいと考えられている[8]。 ● 予防接種に伴う発熱の場合は、①ワクチンの副作用の影響、②免疫系の変化の影響、③ワクチンの効果の減弱、④術後合併症の原因特定が困難になる、が問題となる。 ● 副反応としての発熱の出現は、生ワクチンの場合は1〜2週間、不活化ワクチンの場合は2日以内と言われている。
頭蓋内疾患	延期する必要なし
脱水症	延期する必要なし
原疾患の炎症	早期に原疾患の治療を必要とするかで判断
前投薬に用いたアトロピン	● 原則的に手術を延期する必要なし ● アトロピン投与により副交感神経活動が抑制され、特に小児では発汗低下とそれに伴ううつ熱を生じるが、手術を延期する必要なし
環境変化や心因性要素	延期する必要なし

（大山亜希子）

④ 循環モニタリング

麻酔に伴う血行動態の変化や手術侵襲による出血、内分泌系・免疫系反応などは、循環に大きな影響を及ぼします。そのため、周術期は循環管理が重要であり、患者の状態を把握するモニタリングが必要不可欠となります。ここでは、心電図モニタリング、血圧のモニタリングを実施する上で押さえておくべきポイント（正常／異常、異常時の対応）を説明します。

✿ 心電図

▤ 心電図の役割

周術期の循環管理において、心電図モニタリングの目的は不整脈と心筋虚血の監視です。通常、赤・黄色・緑色心電図コードを装着する3極誘導によるモニタリングを行います。3極誘導では標準肢誘導・単極肢誘導（Ⅰ、Ⅱ、Ⅲ、aVR、aVL、aVF）をモニターします。通常P波が明瞭で不整脈の検出にすぐれたⅡ誘導でモニターします。

正常心電図波形

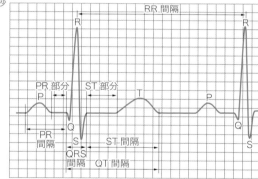

観察ポイント
- ☑ P波があるか？規則的か？
  - ➡洞調律か
- ☑ PR間隔に遅れはないか？
  - ➡房室ブロックがないか
- ☑ ST変化はないか？
  - ➡虚血の有無

これも覚えておこう！

- ● **心房性（上室性）期外収縮（APC）**：P波の間隔が不規則で、QRS波形は同じ形
  - ➡頻回が多くなければ問題ないが、頻拍にならないか観察を行います。
- ● **心房細動（Af）**：心房のさまざまところでの興奮が起こるためP波は見られず、大小さまざまな波が見られます。
  - ➡術前からAfの患者は抗凝固療法を行っています。術前の内服中止期間が守られているか確認します。頻脈性の心房細動の場合、麻酔導入により血圧低下を来す場合があるため、心拍数の管理が必要となります。

▤ 5極誘導

虚血性変化に注意が必要なときには5極誘導を使用し、虚血性変化が現れやすい側胸部V5誘導を追加してモニターします。虚血性心疾患患者、12誘導心電図や心臓超音波検査で異常を指摘された患者のモニタリングに使用しましょう。

心電図 "誘導" の種類

12 誘導心電図には標準肢誘導、単極肢誘導、胸部誘導の 3 種類があります。

【四肢に付けた電極で見る】
● **標準肢誘導**：四肢に装着した電極から 3 つの組み合わせを記録したもの
● **単極肢誘導**：四肢に装着した電極から電位の和が常にゼロになる中心電極を仮想し、これと四肢の電極間の電位差を記録したもの

【胸部に付けた電極で見る】
● **胸部誘導**：四肢の電極から中心電極を仮想し、これと胸壁上に装着した 6 つの電極との電位差を記録したもの

手術中に使用する 3 極誘導では標準肢誘導と単極肢誘導がモニタリング可能です。5 極誘導では標準肢誘導と単極肢誘導に加えて、任意の胸部誘導をモニタリング可能です。

四肢誘導

標準肢誘導
Ⅰ誘導：右手から左手
Ⅱ誘導：右手から左足
Ⅲ誘導：左手から左足

単極肢誘導
aVR（right）誘導：中心から右手
aVL（left）誘導：中心から左手
aVF（foot）誘導：中心から足

胸部誘導

V1：第 4 肋間胸骨右縁
V2：第 4 肋間胸骨左縁
V3：V2 と V3 の中間
V4：第 5 肋間鎖骨中線上
V5：第 5 肋間前腋窩線上
V6：第 5 肋間中腋窩線上

 注目！
心筋虚血の検出率が高い[9].

誘導と虚血部位の関係

下壁	Ⅱ・Ⅲ・aVF
前壁	V1-V6
側壁	Ⅰ・aVL
前側壁	Ⅰ・aVL・V5・V6
前壁中隔	V1-V4

術前に冠動脈病変を指摘されている場合は、変化が予測される部位の誘導をモニタリングするとよいでしょう。

注意すべき心電図波形（不整脈）

心室頻拍（ventricular tachycardia；VT）

心室性期外収縮が連発した波形を示す頻拍です。心筋虚血に伴って発生することが多いです。ほかには心筋症、QT 延長症候群や薬剤性が原因となり発生します。血行動態が不安定な場合は除細動を行います。抗不整脈薬（アミオダロン、ニフェカラント、リドカインなど）を投与する場合もあります。

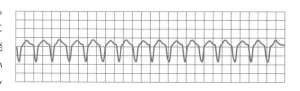

心室細動（ventricular fibrillation；Vf）

完全に不規則な電気活動が心室から発生し、有効な心拍出をもたらさない波形です。速やかに心肺蘇生を開始します。胸骨圧迫を開始して除細動器を準備しましょう。 ポイント

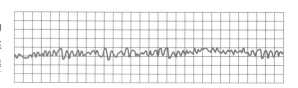

Mobitz Ⅱ型房室ブロック

PR 間隔は一定ですが、突然、QRS 群（心室拍動）が脱落する波形です。アトロピンは無効です。ペースメーカーの適応があります。除細動器の経皮ペーシングを準備しましょう。 ポイント

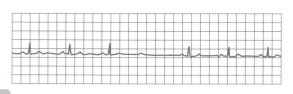

完全房室ブロック

　心房からの興奮が心室に全く伝導されない状態です。P 波と QRS 群が全く関係なくバラバラに出ます。このような患者は術前にペースメーカーが挿入されているので手術中に見ることは少ないと思いますが、見逃さないようにしましょう。ペースメーカーの適応があります。除細動器の経皮ペーシングを準備しましょう。

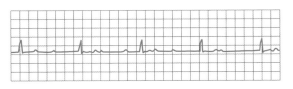

これも覚えておこう！

ペースメーカー埋め込み患者の手術の場合 [10]

　ペースメーカーをはじめとした埋め込み型デバイス（ICD、CRT-P、CRT-D など）を使用している患者に対して、電気メスを使用する場合にはいくつか注意が必要です。
①対極版、電気メス使用部位は、植え込み型デバイスより 15cm 以上離れた部位とする。
②電気メス使用中は、埋め込み型デバイスを非同期モード（AOO/VOO/DOO）、あるいは自己心拍が確保できる設定にプログラムする。
③電気メスにより発生するノイズに影響されない方法で心電図を監視する。
④電気メスの使用後は、埋め込み型デバイスの設定パラメータや動作に異常が生じていないことを確認し、本来の設定に再プログラムする。
⑤電気メス通電中にデバイス本来や電極部分に接触させてはいけない。
　デバイスの設定変更や監視は臨床工学技士などの専門家が実施することが多いと思います。各施設でのデバイス挿入患者に対する手術時の取り扱いを確認しておきましょう

🐾 血圧

▨ 非観血的血圧（マンシェット）

　最も簡便でメジャーな血圧測定方法です。動脈拍動を感知できる部分なら身体のどこでも測定可能です。上肢が術野となる場合は下肢（足首）で測定しましょう。下肢の血圧は通常、上肢よりも高く出るため、どこで測定した値かを把握し、血圧の変動や状態を評価する必要があります。マンシェットの幅は巻く部分の直径の 1.5 倍のものがよいとされています。体格によって適切なマンシェット幅が変わるため、体格に合わせた幅のものを使用しましょう。

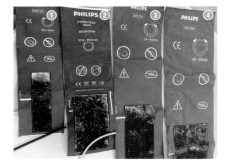

マンシェットの幅にはさまざまな規格がある。
❶上腕周囲型：20.5〜28cm 用
❷上腕周囲経：27〜35cm 用（標準成人用）
❸上腕周囲経：34〜43cm 用
❹上腕周囲経：42〜54cm 用

観血的血圧（動脈ライン）

観血的動脈圧測定では動脈内にカテーテルを留置し、動脈内の圧力をトランスデューサーで電気信号に変換し、モニター画面に表示します。この測定方法では、連続的な血圧の変化を見ることができ、動脈圧波形では循環血液量の評価や末梢血管抵抗などを知る指標にもなります。血行動態の急激な変化が予測される場合、マンシェットで血圧測定ができない場合、人工心肺手術、開頭術などが適応となります。観血的動脈圧測定は連続して血圧をモニターできるだけではなく、動脈圧波形から得られる情報があります。

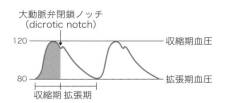

観察のポイント

☑ 大動脈弁閉鎖ノッチの位置と有無
➡ ノッチが低いか、ない場合は循環血液量が不十分か、末梢血管抵抗が低いことを示している。緩やかでノッチがない波形になっている場合は適切にカテーテルが留置されておらず正しく測定できていない可能性がある。

☑ 動脈圧波形先端の先細り
➡ 動脈硬化が強い場合、波形の立ち上がりが垂直に近く、先鋭化した波形になる。マンシェットで測定した血圧より高く表示されている可能性がある。

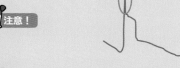

☑ 動脈圧波形の呼吸性変動
➡ 陽圧換気（人工呼吸）中は脈圧が変動する。循環血液量が不足した状態では脈圧の変動がより大きくなり、輸液管理の指標として役立つ。

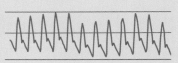

よくあるギモン

平均血圧について教えてください

平均血圧は臓器の血流を実質的に規定しています。平均血圧は最低 70mmHg を目標とします[11]。平均血圧＝脈圧／3 ＋拡張期血圧です（脈圧＝収縮期血圧 - 拡張期血圧）。モニター上には 120/80（93）と（　）内に表示されます。

フロートラックセンサーによる心拍出量モニタリング

　橈骨動脈ラインにフロートラックセンサーを組み合わせて、低侵襲に心拍出量（cardiac output；CO）、一回拍出量（stroke volume；SV）、一回拍出量変化（stroke volume variation；SVV）などを測定することができます。術中、過不足のない輸液管理を行うために目標施行型輸液（goal directed therapy；GDT）という概念があります。フロートラックにより得られるCO、SV、SVVなどの指標は輸液反応性をみる指標として優れています。

心拍出量（CO）は体型によって正常値が異なる。心係数（CI）は心拍出量（CO）/ 体表面積で求められる。

中心静脈酸素飽和度（$ScvO_2$）は組織への酸素需給を示す。

CI：cardiac index
心係数
基準値（3 ± 0.5L/ 分 /m^2）

$ScvO_2$
中心静脈酸素飽和度
基準値（＞70％）

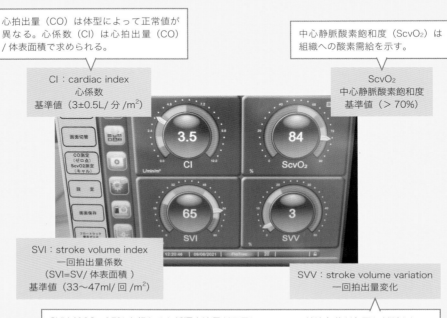

SVI：stroke volume index
一回拍出量係数
（SVI=SV/ 体表面積 ）
基準値（33〜47ml/ 回 /m^2）

SVV：stroke volume variation
一回拍出量変化

SVVが13〜15％を超えると循環血液量が不足しているので輸液負荷が必要と判断される。SVVが12％を下回ると、輸液過剰の状態で輸液負荷は必要ないと判断される[12]。

　実際にフロートラックセンサーを使用しているところです。プリセップオキシメトリーCVカテーテルを組み合わせて中心静脈血酸素飽和度（$ScvO_2$）も測定しています。$ScvO_2$が低い（＜60％）場合は酸素供給が不足しているか、酸素需要が増加しています（高体温やシバリングによる代謝亢進、出血、心拍出量低下など）。$ScvO_2$が高い（＞80％）場合は酸素供給が増加しているか、酸素需要が低下しています（低体温や全身麻酔による代謝の低下など）。

（石田達也）

⑤ 呼吸モニタリング

全身麻酔では自発呼吸を消失させ、人工呼吸管理を行います（自発呼吸を温存する場合もあります）。常に呼吸のモニタリングを行う必要があります。手術体位や手術操作の影響も考慮して正確に判断します。

酸素化・換気のモニタリング

酸素化：経皮的酸素飽和度（SpO₂）

パルスオキシメータは SpO_2 を測定し、組織への適切な酸素供給をモニタリングする装置です。安静時の正常値は 95～100％です。麻酔中は吸入酸素濃度の低下、低換気、無気肺、気胸、肺塞栓、肺水腫、片肺換気、呼吸回路の異常などにより患者の SpO_2 が低下する可能性があります。急激な低下や、術前の状態と術中・術後での変化などに注意して観察します。

また、長時間にわたり同一部位にプローブを装着していると皮膚障害を形成する場合があります。1～2時間おきに装着部位を変更しましょう。装着部位を変更できない場合は、シールタイプの製品を使用してもよいでしょう。

注意！

換気：呼気終末二酸化炭素分圧（PETCO₂）

呼気終末二酸化炭素分圧（$PETCO_2$）は、動脈血二酸化炭素分圧（$PaCO_2$）を反映し、正常範囲は 35～45mmHg です。呼吸器疾患がない場合、$PETCO_2$ は $PaCO_2$ よりも 2～5mmHg 低い値を示します。カプノメータは、呼気中の二酸化炭素を測定する器械で、麻酔器の呼吸器回路にサンプリングチューブや計測用センサーを接続し、二酸化炭素濃度（PCO_2）を測定します。これを、波形にしたものがカプノグラフです。

正常なカプノグラフ

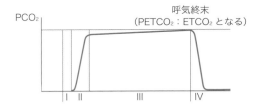

ポイント

心拍出量低下による肺血流減少により $PETCO_2$ が低下する。動脈ラインを留置していない手術では循環に対するモニターとしても役立つ。

注意すべきカプノグラフ

● 右上がり

呼気延長の所見です。気道狭窄、慢性閉塞性肺疾患、喘息発作、気管支攣縮などが考えられます。

● プラトー部の切れ込み

人工呼吸中の自発呼吸出現や手術操作による横隔膜や胸壁の圧迫が考えられます。

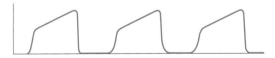

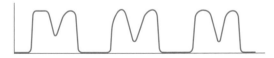

● 基線の上昇

　基線が 0mmHg に戻らない状態です。麻酔器の二酸化炭素吸着剤の劣化などが考えられます。

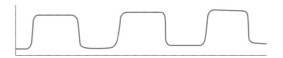

● 突然の低下

　急激な低下は肺血栓塞栓症を疑います。SpO_2 と血圧も同時に低下します。

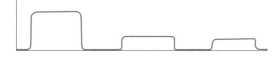

● プラトー部分の低下

　呼吸回路のリーク、気管チューブカフリークを示します。

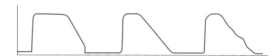

注意！

① SpO_2 と $PETCO_2$ は合わせて観察することが大切。SpO_2 は酸素化、$PETCO_2$ は換気のモニタリング。循環に問題がない場合、換気の異常が先行し、酸素化が悪化することが多い。

② SpO_2 と $PETCO_2$ が突然低下する場合は肺血栓塞栓症が疑われる。

③腹腔鏡手術時に横隔膜を損傷すると、気腹に使用している二酸化炭素が胸腔内へ流入する。SpO_2 低下と $PETCO_2$ 上昇を認める。術野モニターと合わせて観察することが大切である。

■ 呼吸器グラフィック（換気量・気動内圧）

　麻酔導入後の麻酔器グラフィックを示します。

❷吸入気酸素濃度（F_iO_2）：95%

❸セボフルラン濃度：吸気 0.93%（左）呼気 0.76%（右）

分時換気量（MV）4.2L/ 分

❶一回換気量（VT）419mL

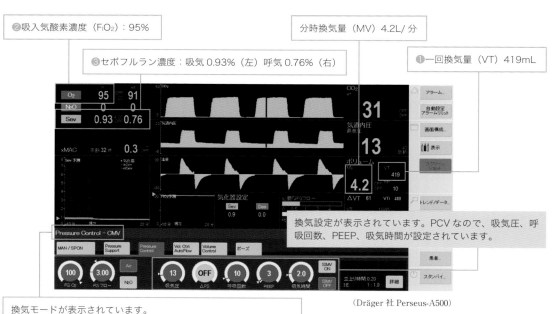

換気設定が表示されています。PCV なので、吸気圧、呼吸回数、PEEP、吸気時間が設定されています。

（Dräger 社 Perseus-A500）

換気モードが表示されています。
代表的な換気方法として、
従量式（volume control ventilation：VCV）と
従圧式（pressure control ventilation：PCV）があります。
写真では従圧式（PCV）が選択されています。

❶ 一回換気量（tidal volume；VT）

麻酔中は 7～10mL/kg となるように設定されます。

❷ 吸入酸素濃度（Fraction of inspired oxygen；F$_I$O$_2$）

全身麻酔開始時は F$_I$O$_2$ = 1.0（100%）ですが、酸素化が保たれる場合は F$_I$O$_2$ = 0.5（50%）以下に設定されます。

❸ 麻酔ガス濃度

吸気・呼気それぞれの麻酔ガス濃度が表示されます。麻酔覚醒時は吸気麻酔ガス濃度が 0 になり、呼気麻酔ガス濃度も徐々に低下していきます。脳波モニタリング（BIS）値と合わせて観察し、麻酔覚醒までの時間を予測することが可能です。

▬ 換気モードの特徴

従量式（volume control ventilation；VCV）

一回換気量と呼吸回数を規定する換気モードです。気道系にリークがない限り確実に一回換気量が保証されます。気道系にリークがある場合、実際の換気量が保証されません。一例を挙げると、気腹や体位変換でも換気量が一定に保たれますが、気道内圧は変動します。

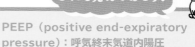

これも覚えておこう！

PEEP（positive end-expiratory pressure）：呼気終末気道内陽圧

人工呼吸中のいずれの時期にも付加する気道の陽圧です。全身麻酔下の手術では PEEP を付加することで、虚脱傾向の肺胞を拡張させ、酸素化の改善ができます。

従圧式（pressure control ventilation；PCV）

吸気圧と呼吸回数を規定する換気モードです。一回換気量は気道系コンプライアンス（気道系における肺の膨みやすさ）と吸気時間によって決定されます。気道系にリークが存在してもある程度、換気量は保証されます。気道系コンプライアンスの変化や自発呼吸の存在で換気量が変動します。一例を挙げると、気腹や体位変換により換気量が変化します。もちろん吸気圧は変化しません。

これも覚えておこう！

気腹や体位変換による換気量、気道内圧への影響

例えば頭低位への体位変換により、腹腔内臓器が横隔膜を圧排して胸腔内圧を上昇させます。このとき、換気量を一定に保証する VCV であれば、水平位と比較して高い吸気圧を要することになります。PCV であれば吸気圧が一定に保たれるため、横隔膜圧排による胸腔内圧上昇の影響で換気量が減少します。腹腔鏡手術で用いられる気腹によっても同様の現象が発生します。

🐾 血液ガス分析

📘 血液ガス分析の正常値

酸素化：SaO$_2$、PaO$_2$ と P/F 比
PaO$_2$ < 60mmHg、SaO$_2$ < 90% で呼吸不全
吸入酸素濃度（F$_1$O$_2$）によって PaO$_2$ は100 以上の値をとります。そこで P/F 比の出番です。P/F 比は PaO$_2$/F$_1$O$_2$ で計算できます。PaO$_2$ が 150mmHg で F$_1$O$_2$ が 0.5（吸入酸素濃度 50%）の時、P/F 比は 300 となります。正常値は 400 以上で、200 以下が重度呼吸不全です。

貧血：Hb、Hct
一般的に Hb 値が 7〜8g/dL まで低下したら、赤血球輸血を開始します。

代謝：Glu、Lac
Glu は血糖値です。Lac は嫌気性代謝で増加します。組織・臓器への循環不全（ショック・低酸素など）で Lac が増加します。

pH	7.35〜7.45
PaO$_2$	80.0〜100mmHg（酸素濃度 21%時）
PaCO$_2$	35.0〜45.0mmHg
HCO$_3^-$	22〜26mmol/L
BE	〜2〜+2mmol/L
SaO$_2$	93〜98.0%
Na	135〜145mmol/L
Cl	98〜107mmol/L
K	3.5〜4.5mmol/L
Ca	1.12〜1.32mmol/L
Hb	11.5〜17.4mg/dL
Hct	40〜50%
Glu	70〜105mg/dL
Lactate	4〜14mg/dL

酸塩基平衡：pH、PaCO$_2$、HCO$_3^-$
ステップ 1：pH 評価
　pH < 7.35　アシデミア
　pH > 7.45　アルカレミア
ステップ 2：PaCO$_2$、HCO$_3^-$ 評価
　pH < 7.35 で PaCO$_2$ 上昇
　➡呼吸性アシドーシス
　pH < 7.35 で HCO$_3^-$ 低下
　➡代謝性アシドーシス
　pH > 7.45 で PaCO$_2$ 低下
　➡呼吸性アルカローシス
　pH > 7.45 で HCO$_3^-$ 上昇
　➡代謝性アルカローシス
※ BE：base excess
BE は塩基過剰を指します。血液を PaCO$_2$ 40mmHg に平衡させた状態で、pH を 7.4 にするのに必要な酸の量と定義されます。急性期に BE の変化があれば代謝性、なければ呼吸性と判断します。

電解質：Na、K、Cl、Ca
特に K に注意しましょう。高 K 血症は腎不全、循環不全、アシドーシス、急速大量輸液のときに見られます。低 K 血症はインスリン使用時によく見られます。

（石田達也）

⑥ 神経モニタリング

鎮静レベルを評価する脳派モニタリング（BIS）と筋弛緩薬の効果を評価する筋弛緩モニタリングについて説明します。

🐾 脳波モニタリング

▬ BIS モニター

脳波を数値化し、bispectral index（BIS）値として鎮静レベルを0〜100の数値で表示するモニターです。通常40〜60を目標に全身麻酔を維持します。あくまでもBIS値は鎮静度の推定値であり、鎮静度の評価の一つです。電気メスノイズの混入など、さまざまな要因で変動する可能性があります。

BIS 値の意味

BIS 値	状態
100	完全覚醒
80〜90	覚醒の可能性あり
70〜80	強い侵害刺激に反応
60〜70	浅麻酔、健忘
40〜60	中等度麻酔、意識なし
< 40	深い麻酔状態
0	平坦脳波

EEG：脳波の生波形

BIS：脳波を成分解析し、鎮静レベルに相当する指数を表示

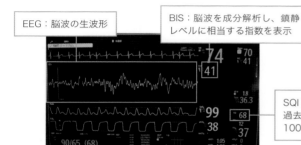

SQI：信号の信頼度
過去60秒間の良好な信号の割合
100に近づくほど信頼度が高い

🐾 筋弛緩モニタリング

▬ 筋弛緩モニタリングの概要とモニターの見方

筋弛緩モニターは筋弛緩薬の効果を判定するためのモニターです。電極を尺骨神経に沿って貼付し、母指内転筋の動きを感知するセンサーを母指に装着します。いくつかの指標がありますが、train of four（TOF）が一般的です。2秒間に4回末梢神経を電気刺激し、そのうち筋肉の反応が何回（TOFカウント）、どの程度（TOF%：T1とT4の比を%で表したもの）出るかを見る方法です。

Post tetanic count（PTC）はTOF刺激に全く反応しない（T1が出ない）深い筋弛緩のときに用いる指標です。50Hz5秒間のテタヌス刺激を行った後、3秒あけて1Hzで刺激したときに収縮が出現する回数をPTCと言います。

TOF カウント

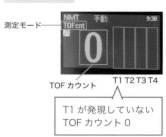

測定モード

TOF カウント

T1 T2 T3 T4

T1 が発現していない
TOF カウント 0

PTC

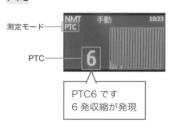

測定モード

PTC

PTC6 です
6 発収縮が発現

TOF 比（TOFratio）

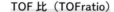
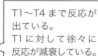

測定モード

T1 T2 T3 T4

TOF 比（TOF ratio）
T4/T1×100 が TOF 比（%）

T1〜T4 まで反応が出ている。
T1 に対して徐々に反応が減衰している。
T4 が発現すると
TOF 比が測定可能

（Philips 社 IntelliVue MX800）

筋弛緩薬、拮抗薬投与のタイミング

	TOF カウント（回）
気管挿管時 （麻酔導入時）	0 回
麻酔維持中	1〜3 回
筋弛緩薬追加 （通常）	4 回
筋弛緩薬追加 （開腹・頚部手術など）	2 回
筋弛緩拮抗薬投与 （ブリディオン®の場合）	2 回
抜管時	4 回　TOF 比＞90%

（文献 13 より改変）

注意！ 必要な筋弛緩の深さは手術によって異なります。麻酔科医にどの程度の TOF カウント（もしくは PTC）を目安に筋弛緩を維持しているか聞いてみましょう！

ポイント

通常、TOF 刺激で T2 発現を確認して、スガマデクス（ブリディオン®）を 2mg/kg 投与

ポイント

覚醒・抜管前（筋弛緩拮抗薬投与後）に T4 の発現、TOF 比＞90% まで回復していることを確認することが大切

Column　大量出血

　出血は手術室における心停止原因の約 1/3 を占めています[14]。外科的に出血が制御不可能な場合や血行動態が破綻してしまうような場合は、危機的出血発生を宣言します。人手を集め、コマンダーを決定し、指揮命令系統を確立しましょう。日本麻酔科学会および日本輸血細胞・治療学会の「危機的出血への対応ガイドライン」によると、看護師は出血量測定・記録、輸液・輸血の介助を行うこととされています[15]。出血量測定とともに、大量輸液が可能な太い静脈路確保や中心静脈路確保の介助（必要物品確保を含め）を行いましょう。輸血部には「危機的出血」であると伝え、同型・適合血の院内在庫把握と確保を行いましょう。同型輸血が確保できない場合は、異型適合血投与も躊躇しないよう示されています[15]。院内での異型適合血投与に関する指針・マニュアルを確認しておきましょう。

　当院では人手を集めるために、外回り看護師が使用する電子カルテ端末に「緊急コール」を設置しています（病棟に設置しているナースコールシステムを流用）。押すと手術室スタッフステーションへのアラートが発信されます。リーダー看護師と麻酔科医の PHS へもアラートが発信されます。施設に合わせた緊急時の人員招集方法を決めておくとよいでしょう。

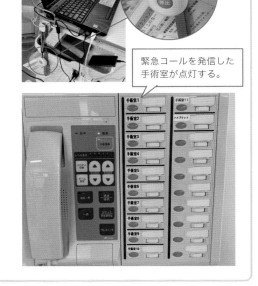

緊急コールを発信した手術室が点灯する。

（石田達也）

7章

器械出し看護

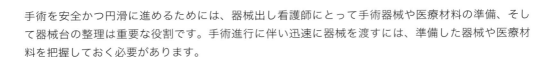
手術を安全かつ円滑に進めるためには、器械出し看護師にとって手術器械や医療材料の準備、そして器械台の整理は重要な役割です。手術進行に伴い迅速に器械を渡すには、準備した器械や医療材料を把握しておく必要があります。

🐾 器械・医療材料の準備

器械準備リストやマニュアル、手術手順などに沿って器械や医療材料を準備します。

手術器械準備

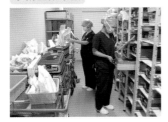

手術材料準備

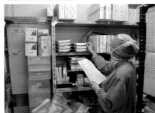

注意! 各診療科・術式に応じた器械と医療材料であることを再度確認して準備する。

　手術では、主に組織の把持・剥離・縫合などに使用する器械（鉗子、鑷子、剪刃、持針器など）、組織の切離や止血に使用するエネルギーデバイス（電気メス、超音波凝固切開装置）がある。また、鏡視下手術やロボット手術では、小さな傷を数カ所あけ、そこから専用の器械を挿入し、画像を見ながら手術を行う。そのため、術野を画像に映し出す光学器械（スコープ、カメラコード、光源コード類）および気腹装置（腹腔鏡であれば炭酸ガスで腹腔を膨らませ術野を確保する）、専用の鉗子（剪刀、持針器など）、スコープや鉗子を体内に挿入するための通り道となるポートなどが必要となる。

　消化器外科などの開腹手術では軟らかい組織を把持・剥離・切離・縫合する器械が中心となるのに対して、整形外科では骨を露出・整復保持・把持・固定する器械をはじめ、骨の掘削・切離などを行う器械が中心となります。また脳神経外科では顕微鏡下でマイクロ器械を使用した動脈の手術などが中心となり、心臓血管外科においては大動脈や冠動脈、静脈、弁など、マイクロ器械や血管遮断鉗子などの器械を多く使用します。このように準備段階で各診療科・術式と異なった器械や医療材料を準備してしまうと、手術開始が遅れるばかりか、手術が行えなくなる事態を招くことにつながります。そのため、各診療科・術式に応じた器械、医療材料を確実に準備する必要があります。

注目！

腹腔鏡手術器械

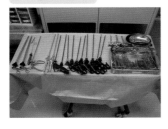

開腹手術器械

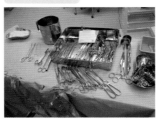

注意! カルテや手術申し込み情報などにも事前に目を通し、通常とは異なる器械・医療材料の使用、術式の変更の可能性はないかなどを確認し準備する。

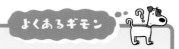

よくあるギモン

「腹部の手術歴があり癒着が予想される」とカルテに書いてありました。
こんなときは、どうすればよいですか？

　「腹部の手術歴があり癒着が予想される」と情報を得た場合は、手術申し込みなどを確認し、「腹腔鏡手術から開腹手術へ術式変更する可能性がある」などの記載がないかを確認します。腹腔鏡下で手術を開始しても癒着が強く腹腔鏡手術では手術進行が困難と判断された際には、開腹手術に術式変更される可能性があると考えます。つまり、腹腔鏡手術器械と開腹手術器械、医療材料の準備が必要です。

これも覚えておこう！

　腹腔鏡手術では、不意の大量出血で止血が困難な場合があります。このような場合は急遽、開腹手術へと術式変更されることがあります。常に出血の可能性を念頭に置いておくことと、止血の方法、使用する医療材料を知っておくことが重要です。また、予定外の術式変更に対しても、器械・医療材料の準備など、外回り看護師と連携して慌てずに対応することが求められます。

器械の展開

　手術進行に応じて円滑に器械出しを実践するために、手術器械や医療材料の準備を行います。器械台を清拭した後、鉗子を使用して器械台に滅菌ドレープを敷き、器械や医療材料を準備する方法と、手術時手洗い後、滅菌ガウンと滅菌手袋を着用して準備する方法があります。手術器械や医療材料の無菌状態を維持するためにも空気清浄度を保つなどの手術室の環境を整え、十分なスペースを確保して無菌操作で展開します。

開腹手術器械

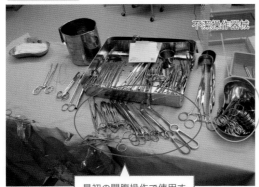

最初の開腹操作で使用する鋼製小物を手前に準備

　手術進行に合わせ、使用用途や使用順に応じて器械を並べ、器械台を整理しておきます。

　手術開始後、腹膜に到達して開腹するまでの操作では、皮膚、皮下の脂肪組織、筋層、腹膜を把持するために有鉤鑷子、コッヘル鉗子、ミクリッツ腹膜鉗子、そして皮下組織や筋層の牽引に筋鉤などが使用されます。このように鋼製小物を器械台の前列（手前）に準備しておくことで手術開始後の最初の場面で手間取ることなく器械出しが行え、その後の流れも良くなります。また、開腹後の腹腔内操作においては、鉤の付いていない剥離鉗子や無鉤鑷子、そしてクーパー、メッツェンバームを使用することが多いので、開腹するまでに使用した鋼製小物と配置を変更して円滑な器械出しへとつなげます。

注目！

根拠
器械台には目に見えない汚染があるため、除菌クロスなどで清拭後に使用する。また、手術器械を無菌状態に保つためには器械の数や種類に合った器械台の広さ、台数を準備する。器械台が狭すぎたり、台数が少なくて器械や材料があふれていると、器械台からはみ出したり落下して器械の清潔を保てなくなる。手術手順を踏まえて展開しておくこと、そして術中においては開腹、腹腔内操作、不潔操作、閉創と、手術進行に合わせて鋼製小物の配置を変更することで器械出しが行いやすくなる。術野に集中するため、そして予想外の鋼製小物を速やかに渡すためにも、どこに、何が、いくつあるか把握しておく必要がある。

腹腔鏡手術器械

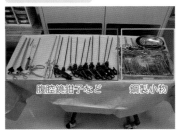
腹腔鏡鉗子など　　鋼製小物

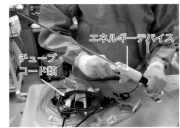
エネルギーデバイス
チューブ・コード類

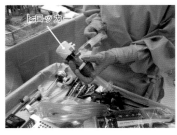
トロッカー

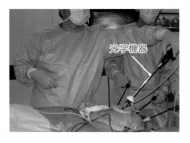
光学機器

腹腔鏡手術では腹腔鏡鉗子、鋼製小物、エネルギーデバイス、気腹チューブ、気腹装置用吸引チューブ、トロッカー、光学機器などの準備が必要です。準備するものが多いため、器械台が煩雑になると、エネルギーデバイスや各チューブ類などのセッティングがスムーズに行えず、また落下の原因となります。その結果、手術開始の遅れにつながることがあるため、セッティング順を踏まえて腹腔鏡手術器械、鋼製小物、チューブやコード類を分けて取りやすいようにし器械台に準備しておきます。

注意！

よくあるギモン

腹腔鏡手術ではトロッカーや光学機器を使用しますが、規格や本数、種類はどうすればよいですか？
　術式や手術手技によって、使用するトロッカーや光学機器が異なるため、手術申し込みを確認したり、術者に確かめて準備します。

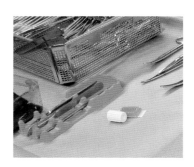

注意！　メス類は保管する場所を明確にし、器械台上で可能な限り一カ所にまとめ、切傷リスクを低減する。

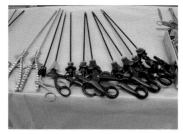

注意！　腹腔鏡手術で使用する鉗子やデバイスは長く、器械台からはみだした場合に、周囲の物品やスタッフに触れて不潔になりやすいため、器械台上に収まるように準備する必要がある。

根拠　術者は腹腔鏡鉗子やエネルギーデバイスなどを駆使し、手術を安全に円滑に終了させることを考えている。そのためには、手術開始前の術野でのセッティングが重要である。腹腔鏡手術では多くのデバイスを使用し、コードやチューブもたくさんある。手術前のセッティングと軽んじず、何を、どの順番に渡し、セッティングしていくかを考えて器械展開を行うことで、セッティングがスムーズに進み手術開始へとつながる。

鋼製小物の点検

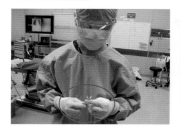

☑ 持針器のダイヤチップや鉤の破損などがないか
☑ かみ合わせに不具合が生じていないか
☑ ラチェットの開閉がスムーズか
☑ ネジの緩みはないか
☑ 刃が欠けていないか

腹腔鏡鉗子の点検

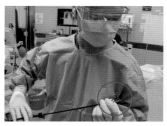 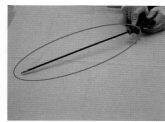

注意！ 腹腔鏡鉗子は製品によって形状が異なるため、手術前にどういった形状の鉗子なのかを把握し、点検で異常に気づくことができるようにしておく。

☑ 先端の把持部のかみ合わせに不具合が生じていないか
☑ シャフトの歪みはないか
☑ 先端の把持部の回転はスムーズか
☑ ネジの緩みはないか
☑ ハンドルにキャップは装着されているか

トロッカーの点検

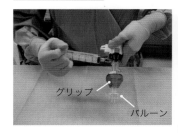

グリップ

バルーン

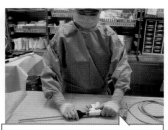

専用レンチを用いて超音波プローブとハンドピースを接続後、確認

☑ バルーンのあるものは、バルーンに破損はないか
☑ 弁の破損はないか
☑ 活栓の開閉はスムーズか
☑ 内筒、外筒の接続はスムーズか
☑ トロッカーを固定するグリップの固定力に問題はないか

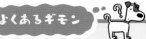

よくあるギモン

エネルギーデバイスではどのような部分を点検すればよいですか？

　エネルギーデバイスでは、機種によって、超音波プローブとハンドピースが一体型の製品と、ハンドピースのみリユース可能な製品があります。ハンドピースのみリユース可能な製品では、「超音波プローブとハンドピースを専用レンチで確実に接続しロックできているか」「先端部のかみ合わせに不具合が生じていないか」「先端部のブレードに欠損はないか、回転はスムーズか」「シャフトの歪みはないか」を確認し、手術開始前に使用前テストを行って機器の異常や不具合がないかを確認します。

　超音波プローブとハンドピースが一体型のものは、接続ロックの確認は不要ですが、「先端部のかみ合わせに不具合が生じていないか」「先端部のブレードに欠損はないか、回転はスムーズか」「シャフトの歪みはないか」を確認し、手術開始前に使用前テストを行って機器の異常や不具合がないかを確認します。

ロボット支援手術

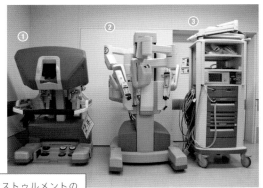

❶ **Surgeon Console**
執刀医が遠隔でロボットを操作する器械

❷ **Patient Cart**
専用の鉗子（インストゥルメント）を接続し、❶で操作されると連動して手術を行う器械

❸ **Vision Cart**
❶で見ている画面と同じ映像が映るモニター、画像収集装置、光源装置などの本体が乗っている器材

ロボット支援手術器械

インストゥルメントのディスクと先端が連動して作動するか確認

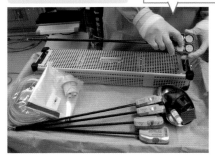

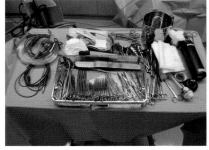

左：Patient Cart に接続するインストゥルメントをはじめ、3D カメラヘッド（シルバーのケース内）など。
右：鋼製小物やトロッカー、モノポーラ・バイポーラコードなど

Patient Cart のドレーピング

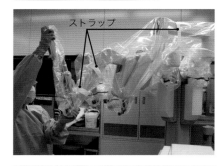

ストラップ

注意！ Patient Cart のアームにドレーピングを行うが、このとき、アームの間隔をあけてドレーピングを行うことで、ドレーピングを行っていない不潔アームに接触することなく滅菌ドレープの無菌状態を維持できる。また、ストラップを使用することで、滅菌ドレープのたるみを軽減する。

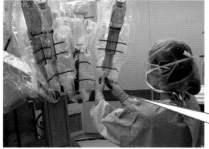

エンドスコープが通るスペースを作っておく。

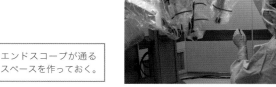

４つのギアの回転とハッピーチャイムを確認

Patient Cart のカメラアームでは、エンドスコープがスムーズに装着できるようにエンドスコープが通るスペースを作っておきます。

インストゥルメントアダプタをキャリッジにはめ込み、カチッと音がするまでアダプタを押して取り付けます。ペイシェントアダプタにある４つのギアの回転とハッピーチャイムを確認します。

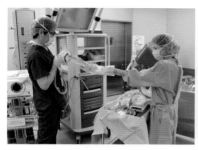

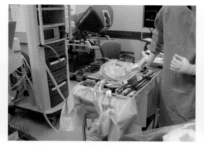

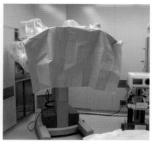

外回り看護師と、カメラヘッドとカメラコードのドレーピングを行います。

カメラコードが落下し、不潔にならないように固定します。

Patient Cart のドレーピング終了後、無菌状態を維持するために滅菌ドレープをかけておきます。

> **注意！** 外回り看護師と協力してカメラヘッドと、カメラコードのドレーピングを行う。このとき、布鉗子やガーゼを用いてカメラコードが落下しないように固定して無菌範囲を区別することで、カメラコードと器械台が不潔になることを防ぐ。

Patient Cart の滅菌ドレープの無菌状態を保つために、滅菌ガウンを着用してドレーピングを行います。Patient Cart のアームは長いため、不潔にならないように外回り看護師と協力して行います。ドレーピング終了後、Patient Cart の支柱とエンドスコープを装着するカメラアームが真っすぐになっていることを確認し、支柱、カメラアーム手術部位が直線状に並ぶように設置します。各アームはカメラアームを中心に動くので、この位置がずれると Patient Cart の動きが制限されてしまいます。

注意！

これも覚えておこう！

エンドスコープを使用するために、専用の用紙を使用して White Balance を実施し、さらにアライメントターゲットを使用して 3D Calibration を行います。その後、モニターに White Balance、3D Calibration があることを確認します。

White Balance

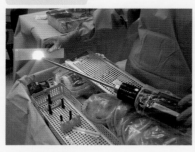

3D Calibration

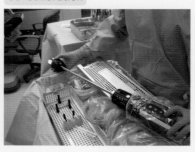

よくあるギモン

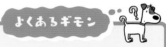

> What Balance、
> 3D Calibration に
> ☑ が表示されている。

3D Calibration が終了しているのに、なぜアライメントターゲットをエンドスコープ先端に装着しておくのですか？
使用直前に光源を ON にして、エンドスコープの先端部を温めるために、アライメントターゲットをエンドスコープ先端に装着しておきます。

7章

器械出し看護 ① 術前準備

Camera / Scope Setup
Exit
✓ White Balance
✓ Auto 3D Calibration

157

整形外科手術器械

整形外科手術器械

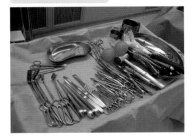

整形外科貸し出し器械

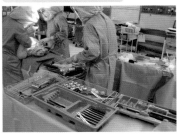

滅菌前の整形外科貸し出し器械

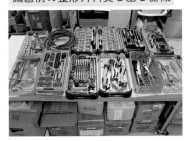

　貸し出し器械は、メーカーでの保管状況、運搬時の状態、前回の使用状況や洗浄・滅菌処理が不明瞭であるため、汚れている可能性があると考え、使用前に洗浄を行って滅菌します。器械の員数点検は貸し出し業者と共に行い、搬入時の定数を明確にしておきます。そのことで「オーダーされた内容の器械が搬入されている、搬入されていない」といった問題を未然に防ぎます。また、写真で器械の定数確認が行えるようにしておくことも有効です。

ポイント

写真で器械の定数確認

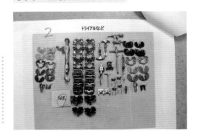

滅菌後の貸し出し機器ケースの定数確認

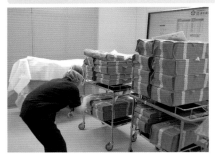

手術開始前には、滅菌された貸し出し機器ケースの定数確認を行い、不足がないように準備します。

インプラントの確認

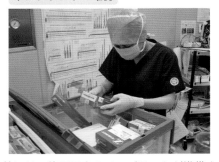

手術開始前には、使用予定のインプラントが準備されているかを確認します。また、手術中のサイズ変更に対応できるように、使用予定サイズ以外のインプラントが準備されているかの確認も必要です。

よくあるギモン

術中にインプラントを受け取る際に気を付けることはありますか？
　インプラントは二重包装でパックされており、術野には内装のパックの状態で出されます。術中にインプラントを外回り看護師から受け取る際は、コッヘル鉗子などを用いて内装のパックをつまみ、外装の縁や不潔部分に滅菌手袋が触れることを防ぎます。また落とさないよう、鉗子でつまみ始めたら、もう片方の手で支えて持ちます。

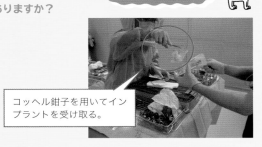

コッヘル鉗子を用いてインプラントを受け取る。

158

（佐々木光隆）

② 器械・ガーゼ・針・医療材料のカウント

手術で用いる器械やガーゼ、針、医療材料などが体内に残存した場合は、感染や組織損傷、機能障害の原因となるだけでなく、患者は摘出のための再手術を受けることになります。そして、入院期間の延長や社会復帰の遅延が生じるほか、医療機関への不信感につながり、安心した治療を受けられなくなる可能性があります。そのため器械やガーゼ、針、医療材料などのカウントを正確に行う必要があります。また、鼻腔や咽頭に挿入するガーゼやマウスピースのカウントも確実に行います。手術終了後には、X線撮影を用い体内遺残がないことを確認して、体内遺残を防止します。

🐾 カウントのタイミング

主な器械カウントのタイミングは手術開始前（執刀前）、手術中（閉創前）、手術後です。このほかにも、スタッフの交代時や術中の体位交換時など状況に応じて実施されています。

手術開始前（執刀前）のカウント　　**手術中（閉創前）のカウント**　　　**手術後のカウント**

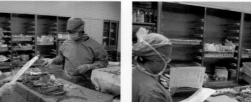

カウントでは、セットメニューがあるものはそれに照らし合わせて行い、器械の破損の有無やネジの緩みはないかなども確認します。

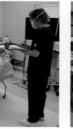

注意！ 2名でカウントを行う場合には、1名のみが声を出しカウントを進めるのではなく、2名が互いに声に出してカウントを実施することで、有効なダブルチェックを行う。

🐾 カウントのポイント

器械カウントのタイミングは手術開始前（執刀前）、手術中（閉創前）、手術後です。カウントでは、術野で使用する器材・材料、ガーゼ・タオル類などすべての数と形状に異常がないかを目視して確認します。手術開始前（執刀前）のカウントでは術前に数がそろっているか、破損はないか、術中（閉創前）のカウントでは所在が明らかで破損はなく、体内に残っているものはないか、術後のカウントではすべての物品がそろい、破損もないかを確認して体内遺残を防ぎます。

🔖 手術開始前（執刀前）のカウント

X線造影材入りガーゼ

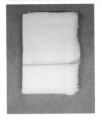

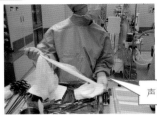

声に出して1枚ずつ枚数確認

使用前にX線造影材入りガーゼの枚数確認が必要ですが、**声に出し1枚ずつさばきながら数える**ことで、カウントミスを防ぎます。

X線造影材入り縫製ガーゼ　**シリコンテープ**　**X線造影材入りツッペル**

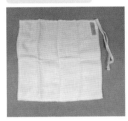 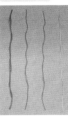 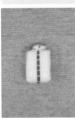

注意！ X線造影材入りガーゼ、X線造影材入り縫製ガーゼは枚数、シリコンテープは本数、X線造影材入りツッペルは個数をカウントします。

手術開始前に、X線造影材入りガーゼや医療材料などの枚数、本数、個数を記載します。また、術中には体内へ挿入、取り除かれた状況を器械出し看護師が外回り看護師に伝え、記載しておくことで体内遺残を防ぎます。

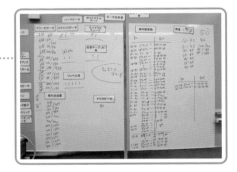

🔖 手術中（閉創前）、手術後のカウント

ガーゼのカウント

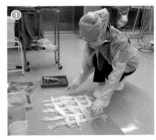 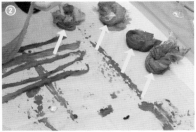 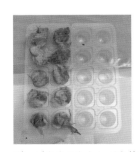

❶外回り看護師は、X線造影剤入りガーゼを1枚ずつさばいて10枚になるように縦5枚、横5枚にします。❷確実に10枚であることを確認して10枚束にします。10枚ひとまとめにすることで、合計枚数のカウントがスムーズに行えます。

ガーゼカウントトレイを使用する際も、1枚ずつさばいてトレイに入れガーゼカウントを実施します。

注意！ X線造影材入りガーゼが2枚重なり合い、それを1枚と数えてしまうと、カウントが合わなくなる。そのため1枚ずつさばいて広げ確認してカウントしていくことが重要である。

よくあるギモン

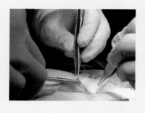

開腹手術では、多くのガーゼや、医療材料を使いますが、手術中は1回のカウントでよいですか？

腹腔など閉創が何層にも分かれる場合には、体腔閉鎖前、閉創開始前などに分けて実施します。創が長い場合には、カウントが早すぎるとカウントが終了していても、その後に体内に物品が混入するということも起こりえます。また近年では、鏡視下手術など創が小さい手術などもあり、開腹手術と同様のカウントは難しい場合もあります。各施設でルール化されたカウント方法のタイミングやその意味を理解して遵守することが重要です。閉創時のカウント時には不必要な物品を術野から下げ、カウント終了後も術野で使用している物がどこにいくつあるのか目視して常に確認しておきます。

これも覚えておこう！

術中には、鋼製小物などの器械やガーゼ、医療材料の把握、管理が必要です。術野ではどの器械が使用され、どの位置にどの器械が置かれているか把握しておきます。器械の把握、管理方法の一つとして、鋼製小物などを偶数管理することで、返却された鋼製小物が奇数であれば、返却されていないことに早く気づけます。また、一度に多くの鋼製小物が戻された際にも奇数であれば、術者に器械が戻されていないことを速やかに伝えられます。術中は使用器械をはじめ、ガーゼや医療材料の把握、管理を行い、器械出しを実践します。

よくあるギモン

カウントが合わないときは、どうすればよいですか？

カウントが合わない場合は、速やかに何がどれだけ不足しているかを術者と外回り看護師に伝えます。そして手術メンバー全員で術野の探索と同時に、器械台、室内も探索します。また、合っていない物品はすべて数え直します。必要に応じて、応援スタッフを確保して探索します。カウントが合うまでは、閉創を開始しないことが重要です。

注意！ 器械カウントは、2人でダブルチェックを行うことが多い。ダブルチェックでは、2人で確認している安心感や、もう1人が確認するだろうという思い込みや依存からミスに気づかないこともある。ダブルチェックには、タイミングをずらして同じものを確認するリチェック式（例：一度数えた器械を違う人が改めて数える）と、同じタイミングで違うものを見て確認するドリル式（例：一人が器械を見て、もう一人がセットメニューを見る）がある。施設手順に沿った正しいダブルチェックでしっかり声をかけ合って確認する。「先輩と一緒のカウントなので大丈夫」「もう一人が確認してくれるから大丈夫」といった思いは持たずにカウントを行うことが重要。確実なダブルチェックを行い、異物の遺残を防止する。

針のカウント

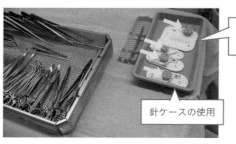

ニードルカウンターに針を戻す。

針ケースの使用

使用後の針はニードルカウンターに確実に戻し、カウントを行います。また、針ケースなどを使用することで、一カ所に集めておくことが可能となり、紛失や針刺し防止など針の管理が行いやすくなります。

（佐々木光隆）

③ 術野における清潔・不潔管理

通常、術野は無菌ですが、消化管内など無菌でない部位は不潔として区別する必要性があります。不潔操作である消化管の吻合に使用した鋼製小物や、自動縫合器、自動吻合器の先端は汚染度が高いと判断し、その他の器械と区別し、混在しないように管理します。また、腫瘍に触れた器械は腫瘍汚染の可能性があると考え、他の器械と区別、管理し混在しないようにします。

🐾 消化管操作および汚染創における器械の管理、腫瘍に触れた器械の管理

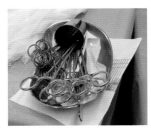

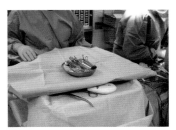

注意！ 不潔操作で使用する器械を確実に準備、管理することで、他の器械汚染を防ぐ。

不潔操作で使用する器械を他の器械と区別し、事前準備しておきます。

不潔操作の際はメイヨー台にドレープを敷くなどして、他の器械、メイヨー台の汚染を防ぎます。

よくあるギモン

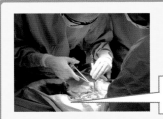

消化管吻合などの不潔操作では、
術野汚染をどのようにして最小限にすればよいですか？
不潔操作の際には、新たなドレープやX線造影材入り縫製ガーゼなどのタオルを使用し、吻合部周囲を覆うことで術野汚染を最小限にします。

消化管吻合時に、新たなドレープの使用

カートリッジ交換

ステープルの部分には触れずにカートリッジを交換

ガーゼを用いてカートリッジを交換

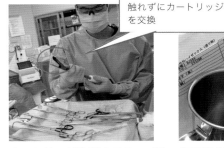

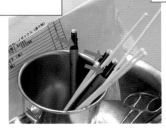

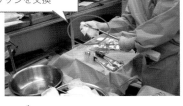

注目！

カートリッジ先端のステープル部分は汚染が高いと考え、直接触れないように交換します。

自動縫合器で使用したカートリッジは、他の器械汚染を防ぐために別容器で管理します。

カートリッジ交換の際、ステープル部分に触れる可能性がある場合は、手袋が汚染しないようにガーゼなどを用いて直接触れないようにして交換を行います。

別容器を用いた器械の管理

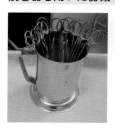

注意！ 腫瘍に触れた器械は、腫瘍汚染があると考え、別容器を用いて管理する。癌細胞に触れた器械を他の器械と混同したり、腫瘍ではない部位で使用すると、人為的な播種につながる危険性がある。

🐾 術中手袋交換

手袋の破損を認めた際や不潔となった場合は、速やかに手袋交換を行います。また、術中は目に見えない微細な破損が生じることがあるため、90～150分に1回の頻度で定期的に手袋を交換することが推奨されています[1]。

根拠 消化管吻合では細菌の存在する臓器に手術操作が及ぶ。細菌が多数存在する臓器が開放されるため、手術部位感染や縫合糸膿瘍などの晩期合併症の可能性が考えられます。器械出しの際は、消化管の開放や、汚染された器械の管理、手袋交換を行うことで、その他の器械や器械台の清潔度を維持し、合併症予防に努める必要がある。

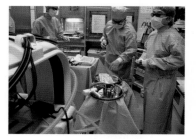

消化管吻合などの不潔操作では汚染が高いと考え、不潔操作終了後に手袋交換を行います。

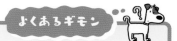 **よくあるギモン**

90～150分の間に交換できない状況もあると思いますが、そのときはどうすればよいですか？
再建や出血など、手術操作を優先すべき状況もあります。術者は手術に集中していますので、優先すべき状況に区切りがついた段階で声をかけ、手袋交換を行います。

これも覚えておこう！

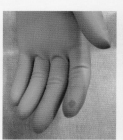
同色の二重手袋

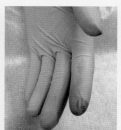
緑色のインナー手袋の使用

手術用手袋の場合、合格品質水準は1.5以下と定められています。合格品質水準1.5以下とは、10,000枚製造した中から80枚のサンプルを抜き取り、その中の不良品が3枚以下なら出荷できることを意味しています。手術用手袋は未使用でも、すでに小さなピンホールが存在している可能性があります。また、術中は頻繁に器械の受け渡しを行うため手袋が破損する可能性が高くなります。そのため、術野汚染防止、職業感染防止のために二重手袋の使用が推奨されています[1]。また、異なる色のインナー手袋を着用することで、ピンホール箇所の色変化が現れやすくなります。

（佐々木光隆）

器械と縫合糸の種類・用途・渡し方

器械出し看護は、術野・器械の清潔を厳守し、限られた動線の中で行い、安全な手術進行に寄与するものです。そのためには、使用する器械や縫合糸などの特徴、取り扱い方法を理解し、円滑な器械の受け渡しを行うことが重要です。

器械の種類と用途

鋼製小物

有鉤鑷子

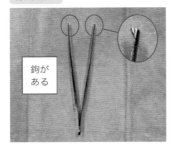

用途
鉤が先端についており、鉤がかみあうようになっています。組織を把持、牽引します。手術開始時の皮膚切開や閉創時、骨や軟骨などの硬い組織に使用します。

無鉤鑷子

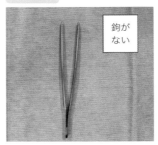

用途
組織の損傷を防ぐため鉤がなく、丸みを帯びています。また、組織が滑り落ちずに把持できるように横溝がついています。粘膜や血管、腸管やリンパなどの軟らかい組織の把持に使用します。

コッヘル鉗子

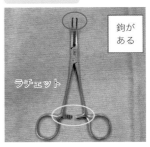

特徴・用途
把持部の先端に鉤がついています。開創時や閉創時に筋層、皮下の脂肪組織を把持します。またラチェットがついているため、ラチェットを固定することで、組織を把持した状態で維持することができます。

ペアン鉗子

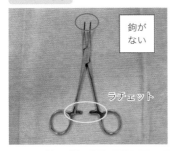

特徴・用途
把持部の先端に鉤はありませんが、把持面には溝があり、把持した組織がずれないようになっています。浅部組織の把持や剥離、結紮糸やシリコンテープの把持などに使用します。またラチェットがついているため、ラチェットを固定することで、組織を把持した状態で維持することができます。

剥離鉗子（ケリー）

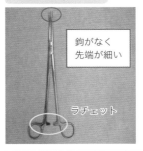 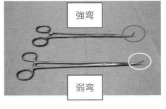

特徴・用途
先端には鉤がなく、組織を剥離しやすいように先端が細くなっています。剥離時の出血点の把持、結紮などにも使用します。
種類
先端の湾曲には弱弯、中弯、強弯があり、操作部位の形状、アプローチ角度によって使い分けます。

ミクリッツ腹膜鉗子

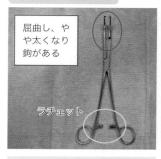

屈曲し、やや太くなり鉤がある

ラチェット

特徴・用途
柄が長く、先端把持部は屈曲し、やや太くなり、先端部に鉤があります。開腹手術の腹膜切開後に腹膜把持に使用します。

筋鉤

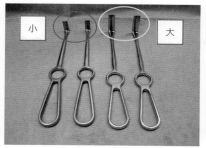

小　大

特徴・種類・用途
鉤の部分は平らで、柄に対して直角に曲がっています。組織を牽引、圧排した際のストッパーとして鉤の先端が 2mm 程度内側に曲がっています。種類は大、中、小などがあり、基本は 2 対で使用しますが、1 本で使用することもあります。皮下、筋層の牽引や臓器、組織を避けて開創します。

腹壁鉤

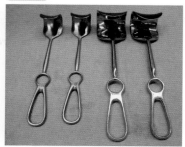

特徴・種類・用途
鉤全体が柄に対して半円状に曲がっており、鉤の背側には浅いくぼみがあります。先端は角がなく丸みを帯び腹壁を損傷しない形状になっています。開腹後、皮膚、皮下組織、筋層、腹膜にわたる腹壁を牽引します。

メス

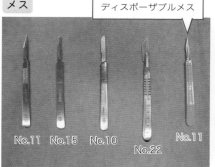

ディスポーザブルメス

No.11　No.15　No.10　No.22　No.11

特徴・種類・用途
メス刃は、先端が尖った尖刃の No.11 と丸みを帯びた円刃の No.15、No.10、No.22 などがあります。メスの柄にディスポーザブルのメス刃を取り付けるものと、メスの柄とメス刃が一体となったディスポーザブルのものがあります。尖った No.11 尖刃は皮膚の小切開手術やドレーン留置部、骨膜、腸管、血管などの繊細な切開を行う際に用います。円刃は、主に皮膚切開や軟部組織の切開、剥離のときに用います。

マチュー持針器

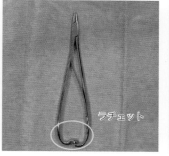

ラチェット

特徴・種類・用途
持ち手はグリップタイプで、握るように持ちます。大きめの針を把持する持針器で、角針用と丸針用があります。縫合針を把持したときにずれないように、角針用の把持面は横溝または網目状になっており、丸針用の把持面にはダイヤモンドチップが施されています。角針用は筋層、皮下、皮膚縫合などで使用し、丸針用は腸管吻合や縫合結紮などで使用します。

ヘガール持針器

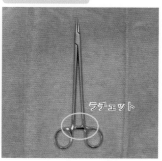

ラチェット

特徴・種類・用途
ペアン鉗子と同じ形状で、柄の長さ、把持面の大きさなどが数種類あるため、手術部位や深さによって使い分けます。把持面にはダイヤモンドチップが施され、縫合針を把持した際にずれないようになっています。小さめの丸針や角針を把持し、血管、腸管吻合や縫合、皮下の埋没縫合などの繊細な縫合に使用します。

直剪刀

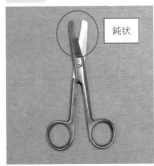

鈍状

特徴・種類・用途
刃先が丸みを帯びた鈍状で、曲がっていない剪刀になります。ドレープやテープ、チューブなど医療材料を切るときに使用します。

曲剪刀（クーパー）

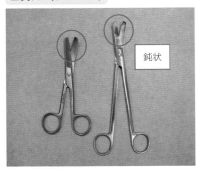

鈍状

特徴・種類・用途
刃先が丸みを帯びた鈍状で、先端が曲がっている剪刀です。長さが短いものと長いものがあり、術野の深さで使い分けます。主に靱帯や筋膜組織などの比較的硬い組織の剥離や切離に使用する場合や、縫合糸、結紮糸を切る際にも使用します。

メイヨー

曲剪刀（クーパー）より刃先が細い

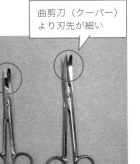

特徴・種類・用途
刃先が曲がっている剪刀です。曲剪刀（クーパー）より刃先が細くなっています。器質化した硬い組織や比較的細やかな組織の切離、剥離に使用します。

メッツェンバーム剪刀

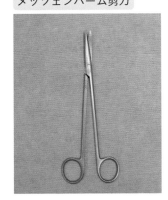

特徴・種類・用途
刃先が曲がっている細い鋭的な剪刀で、刃先は丸みを帯びています。軟らかい組織の剥離操作や血管周囲の操作、リンパ節郭清などに使用します。

これも覚えておこう！

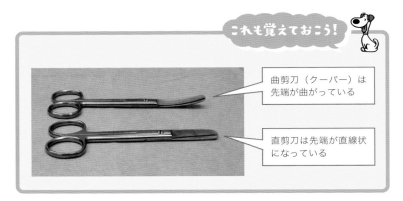

曲剪刀（クーパー）は先端が曲がっている

直剪刀は先端が直線状になっている

166

🔷 腹腔鏡鉗子

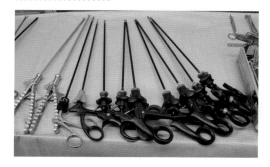

　腹腔鏡手術の鉗子は多種類あり、先端の形状はさまざまあります。ハンドルの開閉により組織の把持や剥離などを行います。

把持鉗子

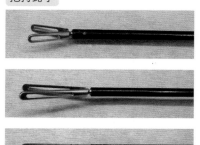

特徴・種類・用途
組織を把持する鉗子です。安定して組織を把持するために、ハンドルにラチェット機構があるものと、把持力を調節するためにラチェット機構がないものがあります。

剥離鉗子

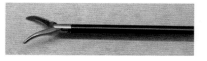

特徴・種類・用途
組織を剥離する鉗子です。細かな操作を可能にするため、先端が細くなっています。ラチェット機構はありません。

これも覚えておこう！

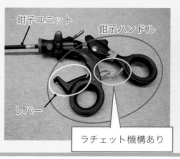
鉗子ユニット　鉗子ハンドル
ラチェット機構あり
レバー

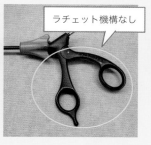
ラチェット機構なし

ラチェット機構
　ラチェット機構は、ハンドルの握り操作を段階的に調整でき、握る手を緩めても鉗子が開かずロックがかけられる装置です。レバーを押すとラチェット機構が外れロックが解除し、ハンドルの開閉操作を行うことができます。

よくあるギモン

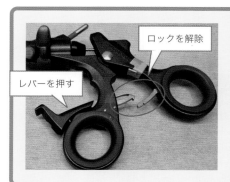
レバーを押す
ロックを解除

鉗子を渡すときは、ラチェット機構が効いている状態で渡すのですか？
　トロッカーから鉗子を挿入する際は、鉗子を閉じた状態で挿入します。そのため、ラチェット機構が効いた状態で渡してしまうと、腹腔内に鉗子を挿入後、ラチェットのロックを外してから組織を把持することになります。速やかに組織を把持するために、<u>レバーを押してラチェット機構を解除した状態で渡します</u>。

🐾 縫合糸の種類

組織の縫合や止血のために使用します。縫合糸にはさまざまな種類があり、術式や状況に応じて使用されるため把握しておきましょう。

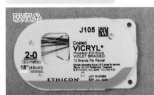

糸のパッケージ表記
吸収糸

非吸収糸

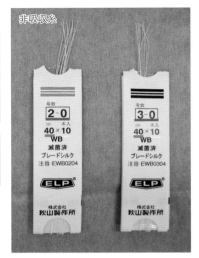

注意！ 製品によって糸の長さやサイズ、本数に違いがあり、非吸収糸と吸収糸があるため、外回りと確認して受け取る。

	糸の太さ
	糸の長さ
	糸の本数

ポイント 糸の太さは、【「太」2 → 1 → 0(1-0) → 2-0 → 3-0 → 4-0 …→ 10-0「細」】と覚えましょう。

縫合糸のサイズ・パッケージ

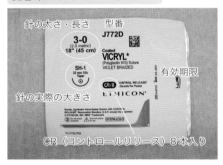

針の太さ・長さ　型番
針の実際の大きさ　有効期限
CR（コントロールリリース）8本入り

注意！ 開封前に外回りとパッケージの破損の有無、有効期限を確認してから受け取ります。

ポイント 縫合糸には糸に針が付いたもの（コントロールリリース〔CR〕）と糸のみのものとがある。CR の針ец糸は、糸と針の接合部が折れやすいため、使用後に針が戻ってきた場合には、針の破損がないか確認する。

🐾 縫合糸の分類

縫合糸には吸収性と非吸収性があります。吸収糸は体内で加水分解されて残らないのに対して、非吸収糸は体内に残ります。また、素材には天然素材と合成素材があり、バイクリル PLUS® や PDS PLUS® などの抗菌縫合糸もあります。そして構造によって、編み糸（複数の糸を編み上げた糸）とモノフィラメント（1本の糸からできている糸）があります。

糸の形状によるメリット・デメリット

	モノフィラメント	編み糸
メリット	● 組織通過時の組織損傷が少ない。 ● 毛細管現象がないため細菌が伝播しづらい。 ● 結び目のすべり下ろしが容易である。	● しなやかなので取扱いが容易である。 ● 結び目が緩みにくく結びやすい。 ● 結び目が大きくならない。
デメリット	● 一般的に柔軟性にかけ編み糸と比べ取り扱いづらい ● 結び目が大きくなる。 ● 鑷子や持針器など器械で挟んだりすると糸が傷つき弱くなる。 ● よじれやねじれに弱い。	● モノフィラメントと比較して組織損傷の可能性がある。 ● 編み糸の毛細管現象によって細菌が伝播しやすく、編み目に細菌が宿り、感染巣になることがある。

（文献2より改変）

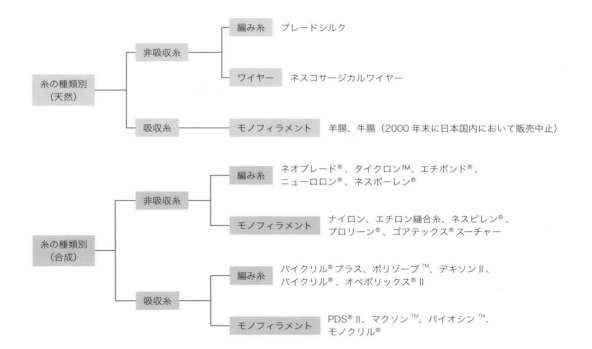

糸の種類別（天然）
- 非吸収糸
  - 編み糸 — ブレードシルク
  - ワイヤー — ネスコサージカルワイヤー
- 吸収糸
  - モノフィラメント — 羊腸、牛腸（2000年末に日本国内において販売中止）

糸の種類別（合成）
- 非吸収糸
  - 編み糸 — ネオブレード®、タイクロン™、エチボンド®、ニューロロン®、ネスポーレン®
  - モノフィラメント — ナイロン、エチロン縫合糸、ネスピレン®、プロリーン®、ゴアテックス® スーチャー
- 吸収糸
  - 編み糸 — バイクリル® プラス、ポリゾーブ™、デキソンⅡ、バイクリル®、オペポリックス® Ⅱ
  - モノフィラメント — PDS® Ⅱ、マクソン™、バイオシン™、モノクリル®

🐾 器械の渡し方

メスの持ち方

器械出し看護師

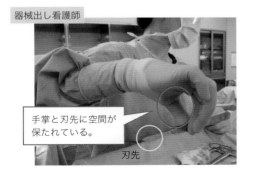

手掌と刃先に空間が保たれている。

刃先

メスの渡し方

器械出し看護師

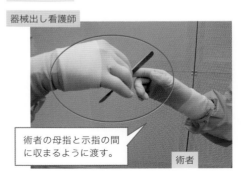

術者の母指と示指の間に収まるように渡す。

術者

注意！ メスが返却されるまでは、メスから目を離さず、返却時は、膿盆などで受け取るか、セーフティーゾーンに返却してもらい、直接手で受け取らないことで切傷を予防する。

よくあるギモン

メスの持ち方や、渡し方に注意することはありますか？
メスの刃先を下に向け、メスの柄（刃先から1/3あたり）を、手掌と刃先の間に空間を保つようにして持ちます。空間を保つことにより、メス刃による手掌の切傷を防ぎます。渡す際は、メスの柄は刃先から1/3あたりを持ち、術者がメスの柄を持つスペースを確保します。勢いをつけずに術者の母指と指示の間に収まるように渡します（テーブルナイフ式）。

鑷子の持ち方

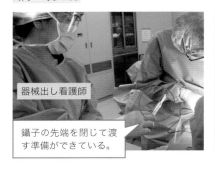

器械出し看護師

鑷子の先端を閉じて渡す準備ができている。

鑷子の渡し方

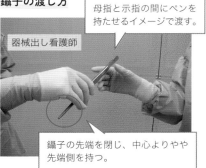

母指と示指の間にペンを持たせるイメージで渡す。

器械出し看護師

鑷子の先端を閉じ、中心よりやや先端側を持つ。

鑷子を渡すときは、鑷子の先端を閉じた状態で、中心よりやや先端側を持ち、術者や助手の母指と示指の間に収まるようにペンを持たせるイメージで渡します（ペンホールド式）。

コッヘル・ペアン・腹膜ミクリッツ・剥離鉗子・剪刀類の渡し方

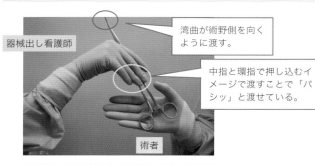

器械出し看護師

湾曲が術野側を向くように渡す。

中指と環指で押し込むイメージで渡すことで「パシッ」と渡せている。

術者

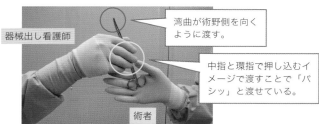

器械出し看護師

湾曲が術野側を向くように渡す。

中指と環指で押し込むイメージで渡すことで「パシッ」と渡せている。

術者

鉗子の指穴部を、術者や助手の手掌に当たる瞬間、中指と環指で押し込むイメージで「パシッ」とテンポよく渡します。湾曲のある鉗子は基本として、術者や助手が持った際、湾曲が内側に向くように（手掌に対して湾曲が内側に向くように）渡します。また、鉗子の開閉を速やかに行うために、ラチェットは1回掛けた状態にします。

ポイント

注意！

コッヘル・ペアン・腹膜ミクリッツ・剥離鉗子・剪刀・メイヨーの渡し方

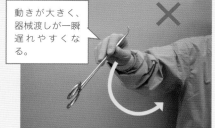

動きが大きく、器械渡しが一瞬遅れやすくなる。

×

上肢を大きく動かすと、動作が大きくなり、術者や助手への器械渡しが一瞬遅れやすくなる。

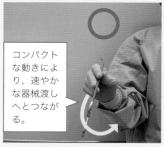

コンパクトな動きにより、速やかな器械渡しへとつながる。

○

手関節によるコンパクトな動きにより、速やかな器械出しへとつなげる。

鉤類の渡し方

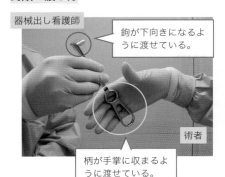

器械出し看護師

鉤が下向きになるように渡せている。

柄が手掌に収まるように渡せている。

術者

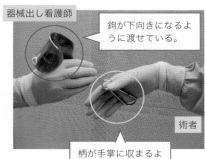

器械出し看護師

鉤が下向きになるように渡せている。

柄が手掌に収まるように渡せている。

術者

柄が術者、助手の手掌に収まるように、鉤を下向きにして渡します。組織や臓器、腹壁を見て鉤の大きさを選択します。

注意！ 鉤類は2本1セット。そのため同じ大きさの鉤を2本同時に渡すことが多い。しかし1本で使用することもあるため、術野の状況を観察しておく必要がある。

これも覚えておこう！

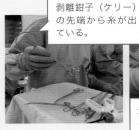

剥離鉗子（ケリー）の先端から糸が出ている。

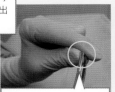

剥離鉗子（ケリー）の湾曲を母指に沿わせ、糸を先端から2〜3mm程度把持する。

結紮糸を鉗子で把持して渡す方法

出血などに対して、吸収糸や非吸収糸を用いて、血管などを縛って結ぶ結紮操作があります。この際、剥離鉗子（ケリー）の先端に糸を把持し、助手に渡します。糸を把持する際は剥離鉗子（ケリー）の湾曲を母指に沿わせ2〜3mm程度を剥離鉗子（ケリー）の先端に把持します。剥離鉗子（ケリー）を母指で固定することで鉗子がぶれずに安定して糸を把持できます。渡し方は剥離鉗子（ケリー）と同様です。

注意！

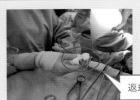

器械の血液や汚れはこまめに拭き取る

鋼製小物に付着している血液や組織片が凝固すると、作動不良などの機能低下を起こす可能性があるため、返却された鋼製小物は速やかに清拭し付着物を取り除く。

返却された鋼製小物の付着物を取り除く。

持針器の渡し方

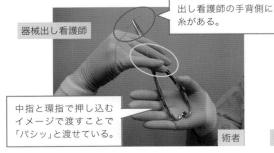

器械出し看護師

術者から見て針先が左側を向いており、器械出し看護師の手背側に糸がある。

中指と環指で押し込むイメージで渡すことで「パシッ」と渡せている。

術者

術者から見て針先が左側を向いており、器械出し看護師の手背側に糸がある。

術者

中指と環指で押し込むイメージで渡すことで「パシッ」と渡せている。

器械出し看護師

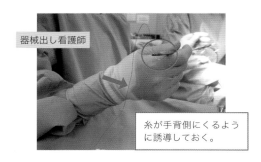

器械出し看護師

糸が手背側にくるように誘導しておく。

マチュー持針器はグリップ部分を、ヘガール持針器は指穴部を術者の手掌に当たる瞬間に、中指と環指で押し込むイメージで「パシッ」とテンポよく渡します。通常はこの際、術者が右効きの場合、持針器を持ったときに針先が術者から見て左側を向くように渡します。また、術者が持針器を持った際、糸を握ってしまうとスムーズに縫合が行えなくなります。そのため器械出し看護師は、糸を自分の手背側に誘導しておき、持針器を渡す際に術者が糸を握りこまないようにします。針を安定して把持するために持針器のラチェットを2回掛けておきます。

よくあるギモン

順針と逆針とは？

術者が持針器を持った際に、針先が左を向いているのが「順針」、針先が右を向いているのが「逆針」です。基本的には「順針」で渡しますが、術者の指示により「逆針」で渡す場合もあります。

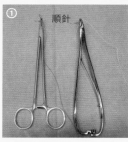
① 順針

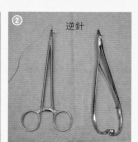
② 逆針

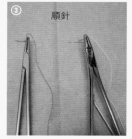
③ 順針

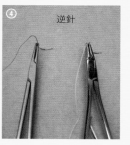
④ 逆針

注意！ 順針と逆針、針の把持の仕方に注意！

右利きの場合、持針器に針を把持する際は自分から見て針が左側に向くように針を把持する。この際、
- 針の先端が、自分側に向くように把持すると順針
- 針の先端が、自分に向かないように把持すると逆針

になる。持針器を針の先端が上を向くように置くと、順針は針先が左側に向き（左図①③）、逆針は針先が右側に向く（左図②④）になる。針の把持の仕方によって変わるため、注意が必要である。基本的に針は順針で把持するが、術者の指示により「逆針」にして把持することもある。

針の把持

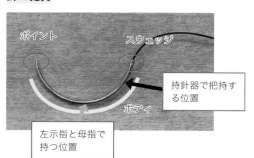

ポイント　　　スウェッジ

持針器で把持する位置

ボディ

左示指と母指で持つ位置

注意！ 針を把持する際、ボディを示指と母指で持つが、ポイントが示指と母指の間から出た状態で持つ。そのことで針刺しを防ぐ。

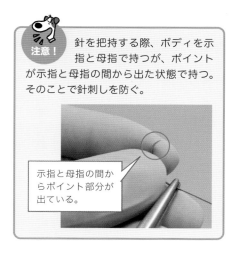

示指と母指の間からポイント部分が出ている。

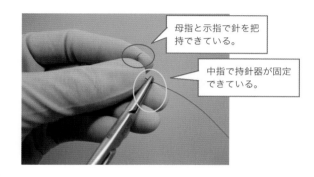

母指と示指で針を把持できている。

中指で持針器が固定できている。

母指と示指で針を持ちます。そして中指で持針器を固定し、針を把持します。持針器を固定することで、持針器がぶれずに安定して針を把持することができます。CRの針を把持する際は、針と糸の接合部（スウェッジ）は折れやすいため、スウェッジは持たないようにします。

モノポーラの渡し方

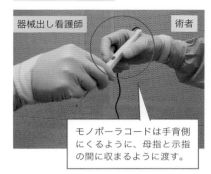

器械出し看護師　術者

モノポーラコードは手背側にくるように、母指と示指の間に収まるように渡す。

モノポーラの先端側を持ち、術者や助手の母指と示指の間に収まるようにペンを持たせるイメージで渡します（ペンホールド式）。このとき、モノポーラコードを握りこまないように術者、助手の手背側にくるように渡します。

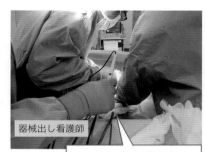

器械出し看護師

モノポーラの先端側を持ち、渡す準備ができている。

 ポイント

モノポーラ先端のブレードに付着した凝固・炭化した組織は、切開、凝固機能低下のリスクとなるため濡れたガーゼで拭き取ります。また、ブレード先端は高温となるため、濡れたガーゼを使用することで冷却にもなります。

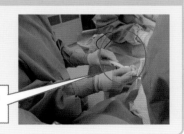

モノポーラ先端ブレードに付着している凝固・炭化した組織を拭き取る。

これも覚えておこう！

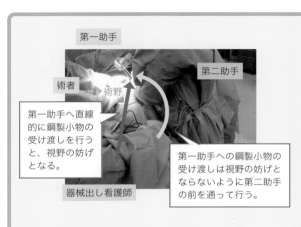

第一助手

第二助手

術者　術野

第一助手へ直線的に鋼製小物の受け渡しを行うと、視野の妨げとなる。

第一助手への鋼製小物の受け渡しは視野の妨げとならないように第二助手の前を通って行う。

器械出し看護師

先日の開腹手術で、器械を第一助手に渡したとき、「術野が見えなくなる」と言われましたが、なぜでしょうか？

　この開腹手術は、術者、第一助手、第二助手の3名の医師により行われています。第一助手が頭側に位置する場面があり、器械出し看護師が何も考えずに第一助手に鋼製小物を渡そうとすると、動線が直線状になってしまいます。そうすると術野の真上を鋼製小物が通ることになります。術野の真上で鋼製小物の受け渡しを行うと術者の視野の妨げとなるため、第一助手への鋼製小物の受け渡しは、第二助手の前を通って行うような配慮が必要です。

腹腔鏡鉗子の渡し方

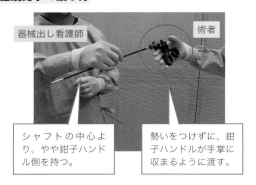

器械出し看護師　　　　　　　　　術者

シャフトの中心より、やや鉗子ハンドル側を持つ。

勢いをつけずに、鉗子ハンドルが手掌に収まるように渡す。

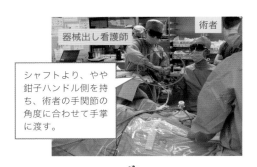

器械出し看護師　　　　　　　　　術者

シャフトより、やや鉗子ハンドル側を持ち、術者の手関節の角度に合わせて手掌に渡す。

　器械出し看護師が鉗子を持つ際は、術者との距離が近ければ、シャフト中心部から、やや鉗子ハンドル側を持ち、術者との距離がある場合はシャフトの中心から、やや先端方向を持ちます。鉗子ハンドルが術者、助手の手掌に収まるように、勢いをつけずに渡します。勢いをつけて渡してしまうと、鉗子ハンドルが左右に揺れて、術者、助手が握りにくくなります。術者、助手の手関節の角度に合わせて渡します。

注意！ 腹腔鏡鉗子は長いため、受け渡しの際に術者の身体や器械、照明器具などに誤って接触して不潔となる場合がある。鉗子を渡す際は、不潔にならないか無影灯の位置や高さ、術者や介助医師の背面などの状況を確認し、危険なときは声かけを行いながら渡す。

よくあるギモン

手術開始前に鉗子の点検などを行いましたが、術中点検は必要ないですか？
　腹腔鏡鉗子は分解できるようになっています。術中に鉗子接続部が緩み、スムーズに作動しなくなることがあります。そのため、返却されたらその都度、「先端の把持部のかみ合わせに不具合が生じていないか」「シャフトの歪みはないか」「先端の把持部の回転はスムーズか」「ネジの緩みはないか」「キャップは装着されているか」などを確認します。また、鉗子に血液や組織片が付着していると開閉機能などが低下することがあるため、術野から鉗子が返却された際には、速やかに付着物を取り除きます。

超音波凝固切開装置の渡し方

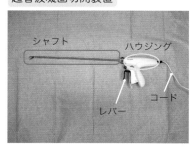

超音波凝固切開装置

シャフト　　　ハウジング
　　　　　　　　コード
　　　　　　レバー

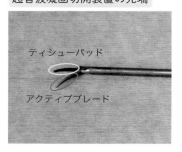

超音波凝固切開装置の先端

ティシューパッド

アクティブブレード

　超音波凝固切開装置は摩擦熱を応用した医療機器です。生体組織をティシューパッドとアクティブブレード（メーカーによって呼び名は異なる）の間に挟み、アクティブブレードを振動させることにより摩擦熱を発生させて切離と凝固を行います。超音波凝固切開装置にはコードが接続されているものと、ハウジング部分に接続するものがあります。

注意！ 使用直後の先端は高温のため、患者の身体など、目的以外の生体組織に接触すると熱傷を起こす危険があるので注意する。また、ドレープやガウンに接触すると破損する可能性がある。

コードが術者の手背側
にくるように渡す。

術者

器械出し看護師

　超音波凝固切開装置は、基本的に腹腔鏡鉗子と同様にシャフトを
持ちます。この際、先端が高温なので、持たないように渡します。
術者に渡す際は、コードを握りこまないよう術者の手背側にコード
がくるようにします。またコードは、垂れ下がって不潔になったり
絡みやすいため注意します。

ポイント

コードを握らないように渡す方法として、シャフトを持っていない
手でコードを持つ方法があるが、術者が使用しているデバイスや鉗
子を返却して超音波凝固切開装置に持ち替える際、器械出し看護師
は返却された器械を受け取る必要がある。スムーズな器械出しを行
うために、片手で返却された器械を受け取り、もう片手で渡せるよ
うにする。そこで、コードを持たずに、シャフトを持っていない手
背にコードを掛けることで器械の受け取りと渡す動作を同時に行う
ことができる。

器械出し看護師

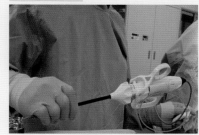

右手でシャフトを持ち、左手の手関節に
コードを掛け、左手で返却された器械を
受け取れるようにしている。

器械出し看護師　　　　　術者

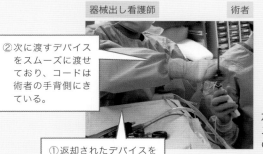

②次に渡すデバイス
をスムーズに渡せ
ており、コードは
術者の手背側にき
ている。

①返却されたデバイスを
左手で受け取っている。

左手で受け取り、右手で渡すという
スムーズな一連の流れで、デバイス
の受け渡しが行えている。

よくあるギモン

デバイスの受け渡しを行っていると、次第にコードが絡まってきますが、
絡まらないように受け渡しを行うには、どうすればよいですか？
　術中は数種類のデバイスを使用することがあります。術者が使用しているデバイスを、次に渡すデバイスの
下側から受け取るか、上側から受け取るかを考慮することで、コードの絡まりを解除しながら受け渡しを行い
ます。

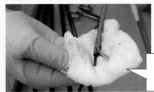

濡れたガーゼ
で拭き取る。

エネルギーデバイス先端の付着物への対応
エネルギーデバイスの先端に付着した凝固・炭化した組織は、切開・凝固能の低下のリスクとなるため濡れたガーゼで拭き取るか、水中に先端を漬け込んで出力することで、付着物が取れやすくなる。また、先端の冷却にも有効となる。使用時の先端の高熱や超音波により、先端の欠損やティッシューパッドの破損を起こしやすいため、この際、先端の破損がないかも確認する。

 これも覚えておこう！

コード類のセッティング
　コード類の引っ張りや絡みは、術者にとってストレスになるばかりか、手元が狂う原因となり、思わぬ組織の損傷や、出血につながる可能性があります。手術開始前には、コード類の長さを調節することやME機器本体、モニターがどの位置にあるかを考慮し、コード類が絡まないようにセッティングする必要があります。

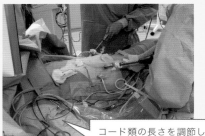

コード類の長さを調節し、ME機器本体、モニターがどの位置にあるかを考慮し、コード類が絡まないようにセッティングする。

■ カートリッジと自動縫合器（カートリッジ、自動縫合器本体）の取り扱い

カートリッジ

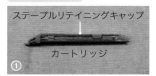

ステープルリテイニングキャップ

カートリッジ

①

自動縫合器本体

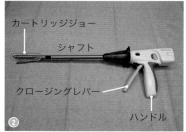

カートリッジジョー

シャフト

クロージングレバー

ハンドル

②

　自動縫合器は、挟んだ組織をステープルという針で閉鎖して離断できる器械で、自動縫合器本体とステープルが収められているカートリッジに分けることができます。カートリッジには種類があり、閉鎖距離、組織の厚さに合わせて選択します。縫合器を一度使用しても、カートリッジを交換することで再度使用することができます。

　必ず術者に確認し、使用する自動縫合器本体と組織に合ったサイズのカートリッジを準備します。

　カートリッジを本体に装着する際は、ステープルの脱落を防ぐため、ステープルリテイニングキャップ（①）が付いた状態で本体のカートリッジジョー（②）に装填します。カートリッジを装填した後、ステープルリテイニングキャップを外します。

　自動縫合器は機種によって取り扱いが異なるため、事前に正しい取り扱い方法を確認して理解しておく必要があります。渡す際は器械出し看護師がシャフトの部分を持ち、ハンドルをそっと術者や助手の手掌に収まるように渡します。

使用後の取り扱い

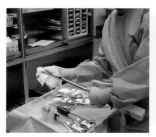 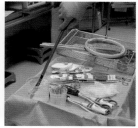

使用後のカートリッジは消化管内に触れた不潔な器械として取り扱い、交換の際は手袋が不潔にならないようにガーゼなどを用いてカートリッジを外します。また、先端にステープルが残っていると、次回使用する際に確実な切離、縫合が行えなくなる可能性があるため、水中で洗浄を行います。

ポイント

　器械出し看護師は、単に必要な器械を準備して提供するだけでなく、術野を見ることや術中の医師の会話から手術進行を把握しつつ、次に使用する器械や医療材料を選択して手元に置いておき適切に渡していく必要がある。また、返却された器械などを点検、清拭してスタンバイする。このように数々の行為を繰り返しながら患者の安全を守り、円滑な手術進行に寄与していく。

Column　針刺し切傷防止

　術中は鋭利な器具の受け渡しやメス、針などの取り扱いを行います。緊張や術者からの催促による焦りなどから、針刺しや切創の危険性が高くなります。焦らず、冷静に受け渡しを行うことはもちろんですが、鋭利な器具やメス、針などを保管する場所を明確にした上で、器械類やガーゼなどを受け渡す動線上に保管しないようにします。動線上に鋭利な器具やメス、針などが保管してあると、誤って手が触れてしまったり、針がガーゼに絡まったりして切創、針刺しのリスクが高くなります。また、針がガーゼに絡まった状態で術野に使用され、体内遺残にもつながりかねません。原則としてリキャップはせず、どうしてもリキャップを行う際は、片手すくい法で行い、術者に渡す際は「メスです」「針です」と声かけを行います。返却時にはニュートラルゾーンを活用し、針刺しや切創を予防します。

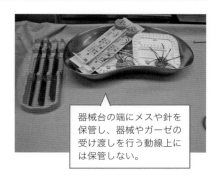

器械台の端にメスや針を保管し、器械やガーゼの受け渡しを行う動線上には保管しない。

　感染性廃棄物とは、医療廃棄物の中で、感染性があると認められた血液や体液の付着したすべての廃棄物を指します。感染性廃棄物は「鋭利なもの」「固形状のもの」「液体・泥状のもの」に分けられます。手術後に器械出し看護師が取り扱う廃棄物は、ほぼすべてが感染性廃棄物です。そのため、バイオハザードマークに基づいて分類し、廃棄しなくてはなりません。感染性廃棄物容器に詰め込みすぎると、メスや針、エネルギーデバイスなどがはみ出し危険な状態となります。また、手術終了後のドレープなどについては、血液や体液が染み出して汚染を広げる可能性があります。そのため容器の容量8割を超えないようにし、移し替えなどは行わないようにします。

感染性廃棄物の分類（バイオハザードマークの種類）

液体・泥状のもの
血液・体液など

鋭利なもの
針、メス、ワイヤー、アンプルなどのガラス類

固形状のもの
鋭利物や液体以外の医療材料

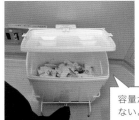

容量が8割を超えないように

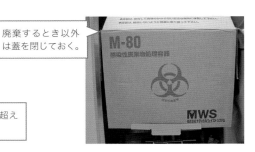

廃棄するとき以外は蓋を閉じておく。

（佐々木光隆）

8 章

手術安全

① 手術安全チェックリスト

「手術安全チェックリスト」とは、手術チームのコミュニケーションとチームワークを促し、患者に安全な手術を提供するためのツールです。2009 年 WHO より、安全な手術実施のために、「WHO 手術安全チェックリスト」が提案され、現在多くの施設で使用されています。

手術室では、「麻酔導入前」「皮膚切開前」「患者の手術室退室前」の 3 場面に分け、「サインイン」「タイムアウト」「サインアウト」としてチェックリストを用いてそれぞれ安全チェックを行います。

ブリーフィング（事前共有）		デブリーフィング（振り返り）
サインイン（麻酔導入前） ➡	タイムアウト（皮膚切開前） ➡	サインアウト（患者の手術室退室前）

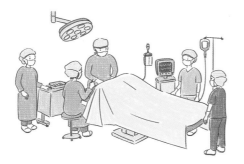

 注目！

- 手術チームメンバー全員が手を止めて声を出し合い、情報共有することが大切である。
- チェックリスト項目が、どのような安全を確認するためのものなのかを理解し、チェック時に項目の抜けがないように確実に実施することが重要である。
- 安全チェックのコーディネートは、外回り看護師であることが多い。

🐾 サインイン

麻酔導入前
（少なくとも看護師と麻酔科医で）

1 患者本人に間違いのないこと、部位、術式、手術の同意の確認はしたか？
- ☑ はい

2 手術部位のマーキングは？
- ☑ はい
- ☑ 適応ではない

3 麻酔器と薬剤のチェックは済んでいるか？
- ☑ はい

4 パルスオキシメータが患者に装着され作動しているか？
- ☑ はい

5 患者には：
アレルギーは？
- ☑ ない
- ☑ ある

気道確保が困難あるいは誤嚥のリスクは？
- ☑ ない
- ☑ ある、器具／介助者の準備がある

500mL（小児では 7mL/kg）以上の出血のリスクは？
- ☑ ない
- ☑ ある、2 本以上の静脈路／中心静脈と輸液計画

（日本麻酔科学会訳「WHO 安全な手術のためのガイドライン 2009」より）[1]

1 患者確認のために行います。患者自身に名乗ってもらうことも有用です。電子カルテ認証システムやリストバンドも活用しましょう。

2 手術部位確認のために行います。部位のマーキングは、施設の手順に従ってください。

3 麻酔設備、呼吸回路、薬剤などの事前点検や準備を確認します。

4 麻酔導入前に生体モニターが確実に装着され作動していることを確認します。

5 アレルギーや点滴確保情報、麻酔管理上の問題点などを共有することで事前準備ができ、問題発生時にはメンバーで統一した対応を行うことができます。

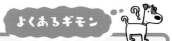
よくあるギモン

病院のオリジナルでも大丈夫ですか？
このチェックリストは施設の現状や特徴に合わせて、わかりやすい表現や項目を追加するなどカスタマイズして行うことが推奨されています。

🐾 タイムアウト

皮膚切開前
（看護師、麻酔科医と外科医で）

1 ☑ チームメンバー全員が氏名と役割を自己紹介したことを確認する。
2 ☑ 患者の氏名、術式と皮膚切開がどこに加えられるかを確認する。
3 抗菌薬の予防的投与が直前60分以内に行われたか？
　　☑ はい
　　☑ 適応ではない
予測される重大なイベント
4 外科医に：
　　☑ 極めて重要あるいは通常と異なる手順があるか？
　　☑ 手術時間は？
　　☑ 予想出血量は？
5 麻酔科医に：
　　☑ 患者に特有な問題点は？
6 看護チームに：
　　☑ 滅菌（インジケータの結果を含む）は確認したか？
　　☑ 器材の問題あるいは何か気になることがあるか？
7 必要な画像が提示されているか？
　　☑ はい
　　☑ 適応ではない

（日本麻酔科学会訳「WHO 安全な手術のためのガイドライン 2009」より）[1]

---

1 チームワーク強化のために行います。

注意！ 手術中は「先生」でなく「○○先生」、「看護師さん」でなく「○○さん」と名前で呼び合いましょう。

2 皮膚切開前の最終確認です。局所麻酔下であれば、患者自身にも確認しましょう。
3 手術部位感染（SSI）予防のために確認します。

根拠 皮膚切開時の抗菌薬の血中濃度が最適であるためには、投与が60分以内に終了していることが大切です。

4 予測されることや、いつもと違う手順をチームメンバーで確認し、事前に準備できることを検討するために行います。
5 患者の全身状態や合併症のリスクと懸念事項を共有します。
6 滅菌やカウントの完了、器材の不具合がないことを宣言します。
7 提示だけでなく、患者が正しいことも確認します。

🐾 サインアウト

手術室退室前
（看護師、麻酔科医、外科医で）

看護師が口頭で確認する：
1 ☑ 術式名
2 ☑ 器具、ガーゼ（スポンジ）と針のカウントの完了
3 ☑ 摘出標本ラベル付け（患者氏名を含め、標本ラベルを声に出して読む）
4 ☑ 対処すべき器材の問題があるか？
外科医、麻酔科医、看護師に：
5 ☑ この患者の回復と術後管理における重要な問題点は何か？

（日本麻酔科学会訳「WHO 安全な手術のためのガイドライン 2009」より）[1]

---

1 予定された手術が正しく行われたのかを確認します。
2 器械、ガーゼ、針などのカウントが合致していることをチームで確認します。体内遺残はチーム全体の問題です。カウントが一致しなければ、X線撮影を行うなど施設の手順に従ってください。
3 認証システムがない施設では、ラベルと患者名が正しいか声に出して確認しましょう
4 手術中の器械や医療機器に不具合がなかったかを確認します。
5 術後の注意点や合併症に焦点を当てて、術後管理の問題を明らかにします。その内容を病棟看護師に申し送りを行い、術後ケアに継げていきます。

（岡　美帆）

② 体内遺残防止

体内遺残は、再手術や感染といった身体的苦痛だけでなく、精神的苦痛および経済的な損失も伴うため、手術チームの課題として徹底して遺残を予防することが大切です。

🐾 遺残が生じやすい状況

遺残が発生した手術の種類

開腹手術	42件
四肢手術	14件
開胸手術	13件
開心手術	12件
鏡視下手術	8件
その他	22件
不明	2件
合計	**124件**

遺残の内容

ガーゼ	68件
縫合針	12件
綿球など	10件
鉗子類	7件
チューブ類	4件
メス	1件
その他	22件
合計	**124件**

注意が必要な要因

- ・緊急手術
- ・複数の診療科が関与する手術
- ・出血量の多い手術
- ・術中に急変事態や術式の変更が起こった手術
- ・手術時間の延長や時間外手術
- ・肥満手術

（日本医療機能評価機構「医療事故情報収集等事業第15回報告書」「医療事故情報収集等事業第54回報告書」より）[2, 3]

注意！ 体内遺残を防止すべき対象はガーゼだけでなく、針、手術器械およびそれらのネジなど、血管テープなどのディスポ材料のすべてです。術野に出るすべての医療材料を同定しましょう。

🐾 体内遺残を防止するために

- ● 各施設の体内遺残防止マニュアルや手順の遵守
- ● 手術前の手術器械の劣化、破損、作動確認（ネジの脱落やゆるみ、鉤や先端の欠損、刃こぼれや摩耗など）
- ● ダブルカウント（同時に2人以上での声出しと視認による確認）の推奨
- ● 体内に留置された場合の外科医と器械出し看護師、器械出し看護師と外回り看護師による共有
- ●「手術安全チェックリスト」を用いた確認とチームメンバー全員での共有
- ● カウントのタイミングごとの記録とカウントした対象の記録
- ● X線不透過材質の使用やICタグなどを補完的に利用
- ● 材料部での手術器械の事前点検、使用後の点検、保守点検

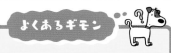
よくあるギモン

カウントに外科医の協力を得るのが大変です。どんな工夫ができますか？

体内遺残は、看護師だけが責任を負うものではありません。メンバー全員が、体内遺残防止に取り組めるよう働きかけることが重要です。

- ● カウント開始時には、「カウントを始めます」と宣言する。
- ● カウント中や、「○○が合っていない」など、カウントの進捗状況を共有する。
- ● 閉創時には、カウントが完了し、体内遺残がないことをチームメンバー全員で確認する。

これらにより、チームメンバー間の連携とコミュニケーションを強化していきましょう。

（岡　美帆）

③ 病理検体の取り扱い

摘出臓器は患者の一部です。術中の迅速病理診断の結果によっては、手術の方針や術式が変更されます。摘出臓器の病理診断で術後の治療方針が決まります。責任をもって確実に取り扱いましょう。

病理検体受け渡しのポイント

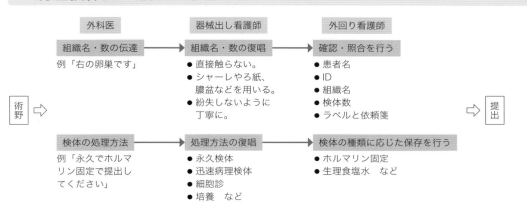

外科医	器械出し看護師	外回り看護師
組織名・数の伝達	組織名・数の復唱	確認・照合を行う
例「右の卵巣です」	● 直接触らない。 ● シャーレやろ紙、膿盆などを用いる。 ● 紛失しないように丁寧に。	● 患者名 ● ID ● 組織名 ● 検体数 ● ラベルと依頼箋

術野 ⇨ 　 ⇨ 提出

検体の処理方法	処理方法の復唱	検体の種類に応じた保存を行う
例「永久でホルマリン固定で提出してください」	● 永久検体 ● 迅速病理検体 ● 細胞診 ● 培養　など	● ホルマリン固定 ● 生理食塩水　など

8章　手術安全 ③ 病理検体の取り扱い

これも覚えておこう！

10%中性緩衝ホルマリン：病理組織固定用

- 医薬用外劇物に指定され有害性がある。
- 手袋、フェイスシールドを着用して取り扱う。
- 気化しやすいため組織を固定瓶に入れるときだけ蓋をあける。
- 施設のルール（管理、保管場所）に従う。

これも覚えておこう！

再建材料や移植組織の取り扱い

- 紛失や落下させない。
- 清潔エリアで保管する。
- 乾燥を予防する。
- 器械出し交代時に、組織名や器械台のどこにあるかなど申し送りを徹底する。

迅速病理検体の取り扱い

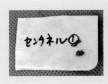

- 滅菌ペンなどで病理検体名をメモする。
- 挫滅しないように鑷子で丁寧に扱う。
- 病理検体名や種類を復唱して、外回り看護師に渡す。
- 手術進行を妨げないように外回り看護師と連携し、スムーズに提出する。

（岡　美帆）

④ エネルギーデバイスや光源の取り扱い

ここでは、電気メス、光源などによる熱傷予防と薬剤の引火リスクについて学んでいきます。

🐾 熱傷の防止

電気メスや内視鏡の光源の不適切な取り扱いは、患者に傷害を与えるため注意が必要です。

> 事例：砕石位手術のため、物品を置くスペースが狭く開創器のすぐ近くに電気メスペンシルを置いていたところ、開創器の端が電気メスペンシルの手元スイッチにあたり通電した。電気メスの作動音に気がつき確認すると、ドレープに穴が開き大腿部に熱傷が生じていた。（日本医療機能評価機構「医療事故情報収集等事業医療安全情報 NO.59」より）[4]

熱傷を防止するために
- 術野周囲や器械台の環境を整え、電気メスの先端部分や光源をドレープの上に直接置かない。
- 未使用時は、器械台に戻す、シリコンマットや収納ケースなどを使用して管理する。
- 内視鏡の光源を未使用のときは、電源を OFF にする。

ペンシルケース［日本メディカルネクスト（株）］

 根拠 出力中の電気メスの先端部分は高温（300℃）になる。出力を止めても少しの間は、100℃以上の熱を保つため注意が必要である。

 注意！ 皮膚に直接消毒薬を使用しているために、引火した場合に熱傷など患者に与える影響は大きい。

🐾 薬剤の引火防止

アルコール含有消毒剤は、火気厳禁です。電気メス使用時は、先端で火花が発生します。薬剤の引火を起こさないよう、アルコール含有消毒剤は十分に乾燥させ、薬剤が残っていないか確認するなど、取り扱いに注意が必要です。

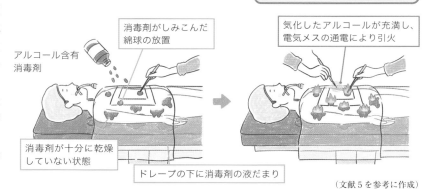

アルコール含有消毒剤

消毒剤がしみこんだ綿球の放置

消毒剤が十分に乾燥していない状態

ドレープの下に消毒剤の液だまり

気化したアルコールが充満し、電気メスの通電により引火

（文献 5 を参考に作成）

 これも覚えておこう！

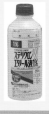 ステリクロン® W エタノール液 1%

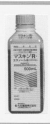 マスキン®R・エタノール液

アルコール含有消毒剤のため引火に注意が必要な消毒剤例
　このほかに、商品名に「アルコール」や「エタノール」と表記されていない消毒剤があるため、使用する薬剤の内容を確認しましょう。

（岡　美帆）

■■ 引用・参考文献

🐾 プロローグ ....

1) 日本手術看護学会. 日本手術看護学会としての「周術期看護」ことばの定義. https://www.jona.gr.jp/gakkai_09.html
2) 山口紀子. 手術チーム医療と看護. 手術看護：術前術後をつなげる術中看護. 第2版. 草柳かほるほか編. 東京, 医歯薬出版, 2019, 1-18.
3) 豊島康二. "手術侵襲と生体反応". 前掲書2. 30-40.

🐾 1章 ....

1) Alicia J; The Hospital Infection Control Practices Advisory Committee. Guideline for the prevention of surgical site infection, 1999. https://stacks.cdc.gov/view/cdc/7160
2) 日本手術看護学会手術看護基準・手順委員会. 手術看護業務基準. 東京, 日本手術看護学会, 2017, 150p.
3) 大久保憲ほか編. 2020年版 消毒と滅菌のガイドライン. 東京, へるす出版, 2020, 210p.
4) 手術医療の実践ガイドライン改訂第三版準備委員会. 手術医療の実践ガイドライン（改訂第三版）. 日本手術医学会誌. 40 (Suppl), 2019.
5) 矢野邦夫. 手術医療の感染対策がわかる本. 東京, ヴァンメディカル, 2018, 144p.
6) 日本化学療法学会／日本外科感染症学会術後感染予防抗菌薬適正使用に関するガイドライン作成委員会編. 術後感染予防抗菌薬適正使用のための実践ガイドライン. 2016. http://www.chemotherapy.or.jp/guideline/jyutsugo_shiyou_jissen.pdf
7) 満田年宏. ナースのための院内感染対策：CDCガイドラインを中心に考える基本と実践. 東京, 照林社, 2007, 177p.
8) 炭山嘉伸編. 周術期感染対策マニュアル：抗菌薬使用法から周術期管理まで. 東京, 南江堂, 2006, 207p.
9) 大久保憲編. EBMに基づく手術部の感染防止Q&A. オペナーシング2002年秋季増刊. 大阪, メディカ出版, 2002, 298p.

🐾 2章 ....

1) 日本呼吸器学会. COPD（慢性閉塞性肺疾患）診断と治療のためのガイドライン2018. 第5版. 東京, メディカルレビュー社, 2018, 2, 54.
2) 今中秀光. 短くてもいい とにかく禁煙を指導しよう. LiSA. 24 (10), 2017, 958.
3) 武智彩. "肥満". チーム医療による周術期管理まるわかり. 川口昌彦ほか編. 東京, 羊土社, 2015, 44.
4) 日本麻酔科学会・周術期管理チーム委員会編. "気道確保". 周術期管理チームテキスト. 第4版. 神戸, 日本麻酔科学会, 2021, 268.
5) 日本循環器学会ほか. 非心臓手術における合併心疾患の評価と管理に関するガイドライン（2014年改訂版）. https://www.j-circ.or.jp/cms/wp-content/uploads/2020/02/JCS2014_kyo_h.pd
6) 日本循環器学会ほか. 肺血栓塞栓症および深部静脈血栓症の診断, 治療, 予防に関するガイドライン（2017改訂版）. https://www.j-circ.or.jp/cms/wp-content/uploads/2017/09/JCS2017_ito_h.pdf
7) 日本麻酔科学会・周術期管理チーム委員会編. "血栓症". 前掲書4. 517.
8) 平田直之. 血圧をあやつる：術前内服薬と術中血圧の関係. LiSA別冊. 26 (2), 2019, 181-5.
9) 日本麻酔科学会・周術期管理チーム委員会編. "基礎疾患を有する患者の評価". 前掲書4. 421.
10) 肝炎情報センター. 肝硬変. http://www.kanen.ncgm.go.jp/cont/010/kankouhen.html
11) 松木悠佳. 一般的な検査・術前評価. オペナーシング. 32 (12), 2017, 1324-30.
12) 谷口正美ほか. NSAIDs不耐症／アスピリン喘息（AERD）における病態解明の進歩と臨床的側面. 臨床免疫・アレルギー科. 73 (4), 2020, 415-23.
13) 竹ノ内正記. 薬剤師の役割. LiSA別冊. 27 (2), 2020, 55-9.
14) Gustafsson UO, et al. Guidelines for Perioperative Care in Elective Colorectal Surgery: Enhanced Recovery After Surgery (ERAS®) Society Recommendations: 2018. World J Surg. 43 (3), 2019, 659-95.
15) 日本アレルギー学会 Anaphylaxis対策特別委員会. アナフィラキシーガイドライン. 2014年11月1日発行. https://anaphylaxis-guideline.jp/pdf/guideline_slide.pdf
16) 日本麻酔科学会・周術期管理チーム委員会編. "予防接種の取り扱い". 前掲書4. 499.
17) 長谷川直. "せん妄を早く見つけるために". せん妄のスタンダードケアQ&A100. 酒井郁子ほか編. 東京, 南江堂, 2014, 41.
18) 井上真一郎. 術後せん妄予防虎の巻 アセスメント力強化編. オペナーシング. 36 (1), 2021, 54-8.
20) 古椎久美. リハビリナースに求められる役割：患者・家族の意思決定・生活支援. リハビリナース. 13 (3), 2020, 46-51.
21) 長坂信次郎ほか. 呼吸器外科術後患者〜疼痛管理が術後呼吸器合併症の危機を救う!! 急性・重症患者ケア. I3 (1), 2014, 48.

🐾 3章 ....

1) 日本麻酔科学会・周術期管理チーム委員会編. "医療ガス・医療機器・環境整備". 周術期管理チームテキスト. 第4版. 神戸, 日本麻酔科学会, 2021, 159-64.
2) 日本麻酔科学会・周術期管理チーム委員会編. "基本的生理学とモニタリング". 前掲書1. 371.
3) 日本麻酔科学会・周術期管理チーム委員会編. "基礎疾患を有する患者の評価". 前掲書1. 455.
4) 日本麻酔科学会・周術期管理チーム委員会編. "麻酔計画と麻酔の準備". 前掲書1. 516-9.
5) 手術医療の実践ガイドライン改訂第三版準備委員会. 手術医療の実践ガイドライン（改訂第3版）. 東京, 日本手術医学会, 2019, 66-80.
6) 日本看護協会. 看護記録に関する指針. https://www.nurse.or.jp/home/publication/pdf/guideline/nursing_record.pdf
7) 日本褥瘡学会. 改定DESIGN-R®2020. http://www.jspu.org/jpn/info/design.html
8) 西山純一. 手術体位による合併症. 日本臨床麻酔学会誌. 37 (2), 2017, 201-9.

🐾 4章 --

1）田中マキ子，中村義徳編．"実践に生かす手術時のポジショニング"．動画でわかる手術患者のポジショニング．東京，中山書店，2007，21-86.
2）大川美千代，褥瘡のできやすい患者を 30 度側臥位にするのはなぜ？：体位の保持．https://www.kango-roo.com/learning/5339/
3）日本整形外科学会／日本リハビリテーション医学会．関節可動域表示ならびに測定法．日本整形外科学会雑誌，69，1995，240-50.
4）日本褥瘡学会編．褥瘡予防・管理ガイドライン．東京，照林社，2009，178p.
5）National Pressure Ulcer Advisory Panel and European Pressure Ulcer Advisory Panel. Prevention and treatment of pressure ulcers: a clinical practice guideline. Washington, D.C., National Pressure Ulcer Advisory Panel, 2014.
6）日本褥瘡学会編．ベストプラクティス　医療関連機器圧迫創傷の予防と管理．東京，照林社，2016，6.
7）溝上祐子．"ドレッシング材・薬剤の知識①ドレッシング材の知識"．創傷ケアの基礎知識と実践．大阪，メディカ出版，2011，38-49.
8）熊谷あゆ美ほか．四点支持器を用いた腹臥位手術における圧力と褥瘡発生との関係．日本褥瘡学会誌，13（4），2011，576-82.
9）Yoshimura M, et a. Microclimate is an independent risk factor for the development of intraoperatively acquired pressure ulcers in the park-bench position: A prospective observational study. Wound Repair Regen. 23 (6), 2015, 939-47.
10）Yoshimura M, et al. Risk factors associated with intraoperatively acquired pressure ulcers in the park-bench position: a retrospective study. Int Wound J. 13 (6), 2016, 1206-13.
11）日本麻酔科学会・周術期管理チーム委員会編．周術期管理チームテキスト．第 4 版．神戸，日本麻酔科学会，2021，821p.
12）AORN. Guidelines for Perioperative Practice 2018. Denver, Association of periOperative Registered Nurses, 2018, 1174p.
13）門野岳史．"褥瘡分類の新しい考え方：DTI を含めて"．褥瘡治療・ケアトータルガイド．宮地良樹，溝上祐子編．東京，照林社，2009，27-31.
14）吉村美音ほか．パークベンチ体位における陰圧式固定具・体圧分散用具での固定法の褥瘡予防における有効性と発汗の影響についての検討．日本褥瘡学会誌．16（2），2014，135-4.

🐾 5章 --

1）讃岐美智義．麻酔科研修チェックノート．東京，羊土社，2020，324-45.
2）辻本三郎．"脊髄くも膜下麻酔"．手術・麻酔の看護 Q & A103．オペナーシング 2010 年秋季増刊．丸山一男，木村三香編．大阪，メディカ出版，2010，187-92.
3）日本麻酔科学会・周術期管理チーム委員会編．"麻酔からの覚醒"．周術期管理チームテキスト．第 4 版．神戸，日本麻酔科学会，2021，588.
4）川口昌彦ほか．チーム医療による周術期管理まるわかり．東京，羊土社，2015，82-106.
5）吉田圭佑．"脊髄くも膜下麻酔と硬膜外麻酔の違いを教えてください"．オペナースの疑問，3 分で解説します．大阪，メディカ出版，2021，112-26.
6）日本麻酔科学会・周術期管理チーム委員会編．"局所麻酔"．前掲書 3．278-89.
7）倉橋順子，近藤葉子．"麻酔"．はじめての手術看護．大阪，メディカ出版，2009，50-64.
8）草柳かほるほか編．手術看護術前前後をつなげる術中看護．第 2 版．東京，医歯薬出版，2019，84-8.
9）佐野早苗．"看護に役立つ&麻酔科医の考えが見える介助のポイント"．オペナーシング 2021 年秋季増刊．麻酔看護ぜんぶ見せパーフェクト BOOK．大阪，メディカ出版，2021，28-31.
10）佐貫雄一．"挿管困難"．前掲書 9．230-42.

🐾 6章 --

1）Suehiro K. Fluid management using minimally-invasive hemodynamic monitoring. The Journal of Japan Society for Clinical Anesthesia .38 (4), 2018, 496-503.
2）Matsusaki T, et al. Goal-directed therapy of perioperative fluid management within enhanced recovery after surgery. The Journal of Japan Society for Clinical Anesthesia. 37 (2), 2017, 219-24.
3）日本赤十字社．輸血製剤一覧．https：//www.jrc.or.jp/donation/blood/list/
4）日本輸血・細胞治療学会．輸血副反応．http://yuketsu.jstmct.or.jp/medical/side_effect/
5）Sessler DI. Perioperative heat balance. Anesthesiology. 92 (2), 2000, 578-96.
6）市原靖子．悪性高熱症：安全な麻酔管理のために．日本臨床麻酔学会誌．38（7），2018，760-9.
7）日本麻酔科学会安全委員会悪性高熱症 WG．悪性高熱症患者の管理に関するガイドライン 2016．2016 年 8 月．https://anesth.or.jp/files/pdf/guideline_akuseikounetsu.pdf
8）Siebert JN. et al. Influence of anesthesia on immune responses and its effect on vaccination in children: review of evidence. Paediatr Anaesth. 17 (5), 2007, 410-20.
9）日本麻酔科学会・周術期管理チーム委員会編．周術期管理チームテキスト．第 4 版．神戸，日本麻酔科学会，2021，822p.
10）循環器病の診断と治療に関するガイドライン．ペースメーカ，ICD，CRT を受けた患者の社会復帰・就学・就労に関するガイドライ（2013 年改訂版）．https://www.j-circ.or.jp/cms/wp-content/uploads/2020/02/JCS2013_okumura_h.pdf
11）野村実編．周術期管理ナビゲーション．第 4 版．東京，医学書院，2014，284p.
12）谷口英喜監修．現場で役立つ病態別輸液管理 Q&A ⑰：周術期の輸液管理編【その 4】術中管理（ハイリスク患者）．東京，ジェフコーポレーション，2020.
13）讃岐美智義．"呼吸モニター"．前掲書 11．159.
14）日本麻酔科学会．日本麻酔科学会偶発症例調査．https://member.anesth.or.jp/App/datura/news2010/r20100301.html
15）日本麻酔科学会／日本輸血・細胞治療学会．危機的出血への対応ガイドライン．https://anesth.or.jp/files/pdf/kikitekiGL2.pdf

7章

1) 大熊律子. 器械出しが始まった！：術中・術後はココに注意！ オペナーシング. 32（4）, 2017, 396-407.
2) Medtronic. 縫合糸の分類とサイズ. https://www.medtronic.com/covidien/ja-jp/clinical-education/catalog/suture-classification.html#
3) 倉橋順子, 近藤葉子. "遺残防止". はじめての手術看護. 大阪, メディカ出版, 2009, 92-96.
4) 倉橋順子, 近藤葉子. "器械出し看護". 前掲書3. 98-114.
5) 斉田芳久ほか. "自動縫合器・吻合器の基本". ビジュアルサージカル 消化器外科手術 手術の基礎知識. 東京, 学研メディカル秀潤社, 2019, 78-97.

8章

1) 日本麻酔科学会訳. WHO 安全な手術のためのガイドライン 2009. https://apps.who.int/iris/bitstream/handle/10665/44185/9789241598552_jpn.pdf
2) 日本医療機能評価機構医療事故防止事業部. 医療事故情報収集等事業第 15 回報告書. 平成 20 年 12 月 9 日. https://www.med-safe.jp/pdf/report_15.pdf
3) 日本医療機能評価機構医療事故防止事業部. 医療事故情報収集等事業第 54 回報告書（2018 年 4 月～6 月）. 2018 年 10 月. https://www.med-safe.jp/pdf/report_54.pdf
4) 日本医療機能評価機構医療事故防止事業部. 医療安全情報集 No.51～No.100（2011 年 2 月～2015 年 3 月）. 2015 年 9 月. https://www.med-safe.jp/pdf/med-safe-collection_051-100.pdf
5) 日本医療機能評価機構. 医療安全情報 No.15. 2010 年 3 月. https://www.mhlw.go.jp/stf2/shingi2/2r9852000000ftan-att/2r9852000000fygy.pdf

索 引

振り返りテストダウンロード方法

本書の資料は、WEBページからダウンロードすることができます。以下の手順でアクセスしてください。

■メディカID（旧メディカパスポート）未登録の場合

メディカ出版コンテンツサービスサイト「ログイン」ページにアクセスし、「初めての方」から会員登録（無料）を行った後、下記の手順にお進みください。

https://database.medica.co.jp/login/

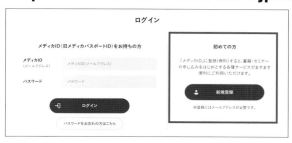

■メディカID（旧メディカパスポート）ご登録済の場合

①メディカ出版コンテンツサービスサイト「マイページ」にアクセスし、メディカIDでログイン後、下記のロック解除キーを入力し「送信」ボタンを押してください。

https://database.medica.co.jp/mypage/

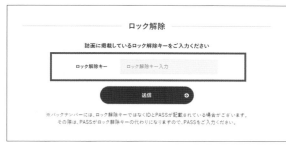

②送信すると、「ロックが解除されました」と表示が出ます。「ファイル」ボタンを押して、一覧表示へ移動してください。

③ダウンロードしたい資料のサムネイルを押すと「ダウンロード」ボタンが表示され、資料のダウンロードが可能になります。

ロック解除キー　Shuju2020tsu

＊WEBページのロック解除キーは本書発行日（最新のもの）より3年間有効です。有効期間終了後、本サービスは読者に通知なく休止もしくは終了する場合があります。

＊メディカID・パスワードの、第三者への譲渡、売買、承継、貸与、開示、漏洩にはご注意ください。

＊ロック解除キーの第三者への再配布、商用利用はできません。データは研修ツール（講義資料・配布資料など）としてご利用いただけます。

＊図書館での貸し出しの場合、閲覧に要するメディカID登録は、利用者個人が行ってください（貸し出し者による取得・配布は不可）。

＊雑誌や書籍、その他の媒体および学術論文に転載をご希望の場合は、当社まで別途お問い合わせください。

＊データの一部またはすべてのWebサイトへの掲載を禁止します。

＊ダウンロードした資料をもとに作成・アレンジされた個々の制作物の正確性・内容につきましては、当社は一切責任を負いません。

NEW はじめての手術看護－"なぜ"からわかる、ずっと使える！

2022年4月1日発行　第1版第1刷
2023年7月20日発行　第1版第3刷

編　著　　武田 知子

発行者　　長谷川 翔

発行所　　株式会社メディカ出版
　　　　　〒532-8588
　　　　　大阪市淀川区宮原3－4－30
　　　　　ニッセイ新大阪ビル16F
　　　　　https://www.medica.co.jp/

編集担当　木村有希子

装　幀　　クニメディア株式会社

本文イラスト　モリモトヨシコ

組　版　　株式会社明昌堂

印刷・製本　株式会社シナノ パブリッシング プレス

Ⓒ Tomoko TAKEDA, 2022

本書の複製権・翻訳権・翻案権・上映権・譲渡権・公衆送信権（送信可能化権を含む）は、（株）メディカ出版が
保有します。

ISBN978-4-8404-7850-2　　　　　　　　　　　　　　　　Printed and bound in Japan

当社出版物に関する各種お問い合わせ先（受付時間：平日9：00 ～ 17：00）
●編集内容については、編集局 06-6398-5048
●ご注文・不良品（乱丁・落丁）については、お客様センター 0120-276-115